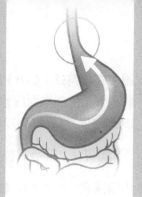

胃食管反流病中西医诊疗

主编 刘万里

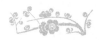

全国百佳图书出版单位
中国中医药出版社
·北京·

图书在版编目（CIP）数据

胃食管反流病中西医诊疗 / 刘万里主编 . —北京：中国中医药出版社，2023.8
ISBN 978-7-5132-8120-1

Ⅰ.①胃… Ⅱ.①刘… Ⅲ.①胃疾病 – 诊疗 Ⅳ.① R573

中国国家版本馆 CIP 数据核字（2023）第 064336 号

中国中医药出版社出版
北京经济技术开发区科创十三街 31 号院二区 8 号楼
邮政编码　100176
传　真　010-64405721
三河市同力彩印有限公司印刷
各地新华书店经销

开本 710×1000　1/16　印张 11.25　字数 175 千字
2023 年 8 月第 1 版　2023 年 8 月第 1 次印刷
书号　ISBN 978 – 7 – 5132 – 8120 – 1

定价　65.00 元
网址　www.cptcm.com

服 务 热 线　010-64405510
购 书 热 线　010-89535836
维 权 打 假　010-64405753

微信服务号　zgzyycbs
微商城网址　https://kdt.im/LIdUGr
官方微博　http://e.weibo.com/cptcm
天猫旗舰店网址　https://zgzyycbs.tmall.com

如有印装质量问题请与本社出版部联系（010-64405510）
版权专有　侵权必究

《胃食管反流病中西医诊疗》编委会

主　编　刘万里
副主编　陈昱倩　孙　刚
编　委（按姓氏笔画排序）
　　　　　王　晨　王光铭　卢林林　申中美
　　　　　田　硕　冯丽萍　司　敏　朱湘茜
　　　　　许雅文　孙佳琪　苏坤涵　李思宇
　　　　　杨　璐　吴　昊　张　悦　张　瑞
　　　　　陈　鑫　范诗琪　周佩琳　单永改
　　　　　段欣慧　聂方婷　夏　棒　黄玉珍
　　　　　梁曼青　臧圣凯

前 言

胃食管反流病是目前临床常见的慢性病，治疗周期较长，严重影响了患者的生活质量，增加了社会的经济负担。本书介绍了胃食管反流病的中西医结合临床诊疗成果，从西医学最新研究进展及传统中医药理论的角度，阐述了胃食管反流病的定义、诊断及治疗方法。本书总结了西医学对胃食管反流病发病机理的认识、最新辅助检查手段，以及相关治疗新技术、新方法，归纳总结了中医经典理论和名医大家的学术思想、治则治法、特色方药，整理了近年来有关胃食管反流病的中西医结合研究新成果，从中西医结合的视角出发，阐述胃食管反流病的中西医结合临床辨治思维，具有较好的科学性、前瞻性，能够为临床医师提供参考。

刘万里

2023 年 5 月

编写说明

胃食管反流病是消化系统的常见病、多发病，因其复发率高且发病率有逐年上升的趋势，一直备受临床医师的关注。中西医结合治疗胃食管反流病具有起效迅速、效果明显、维持时间持久、复发率低等优势。

本书内容丰富，结构清晰，既有拓展知识的广度和深度，亦有学术研讨的维度和空间。本书荟萃展示了中医内科学脾胃病理论的精华，通过整理经典古籍的百家之言、医案医话，汇聚当代流派的名医经验、特色方药，博采众长，继承创新，凝聚成"中医大家"的学术氛围，具有较好的应用研究价值。本书创新性地将西医学最新研究成果与中医学理论相联系，突显中西医结合专病论治的优势，契合当前中西医优势互补、共同发展的时代潮流。

本书科学严谨、内容丰富，具有较强的专业性、前瞻性，可供基层临床医师作为培训教材，也可作为中医药人才和中西医结合人才培养的参考书。希望本书的出版，能够对新形势下科技创新引领的中西医结合学科发展产生积极的推动作用，对深入推进中医药学科建设、提升中医药文化影响力产生积极影响。

需要说明的是，尽管所有编者竭尽心智，精益求精，由于时间仓促，本书仍存在许多不足之处，敬请广大读者提出宝贵的意见和建议。

《胃食管反流病中西医诊疗》编委会

2023年5月

目 录

第一章 概述

第一节 胃食管的解剖结构与生理功能 ………………………… 3
　一、解剖结构 ………………………………………………… 3
　二、生理功能 ………………………………………………… 5
第二节 胃食管反流病的流行病学及危险因素 ………………… 8
　一、流行病学 ………………………………………………… 8
　二、危险因素 ………………………………………………… 8

第二章 胃食管反流病的中医诊断与治疗

第一节 胃食管反流病的中医诊断 ……………………………… 15
　一、中医病名 ………………………………………………… 15
　二、病因病机 ………………………………………………… 15
　三、辨证方法 ………………………………………………… 17
　四、胃食管反流病的中医证型 ……………………………… 30
第二节 胃食管反流病的中医治疗 ……………………………… 35
　一、中医辨证论治 …………………………………………… 35
　二、常见中医症状论治 ……………………………………… 45
　三、中医非药物疗法 ………………………………………… 51
　四、各家流派治验经略 ……………………………………… 55

第三章 胃食管反流病的西医诊断与治疗

第一节 胃食管反流病的西医诊断 …… 77
一、发病机理 …… 77
二、临床表现及辅助检查 …… 79
三、鉴别诊断 …… 93

第二节 胃食管反流病的西医治疗 …… 103
一、一般治疗 …… 103
二、药物治疗 …… 105
三、内镜治疗 …… 121
四、外科手术治疗 …… 126

第四章 胃食管反流病的中西医结合优势

第一节 中医诊治特色 …… 133
一、中医整体诊疗思维 …… 133
二、中医健康管理策略 …… 135

第二节 西医诊疗特点 …… 138
一、西医诊断精准化 …… 138
二、西医治疗多样化 …… 139
三、西医管理智能化 …… 140

第三节 中西医结合的时机及要点 …… 141
一、中西医结合的时机 …… 141
二、中西医结合的要点 …… 142

第四节 病案分析 …… 144
病案一 …… 144
病案二 …… 146

附录 治疗胃食管反流病的常用方剂 …… 149

参考文献 …… 157

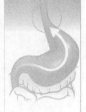

第一章
概述

第一节 胃食管的解剖结构与生理功能

一、解剖结构

(一) 食管

1. 食管的位置与分部 食管是一前后扁平的肌性管状器官，总长25cm左右，是消化道最狭窄的部分。它的上端在第6颈椎体下缘平面与咽相接，下端约平第11胸椎体高度与胃贲门相接。食管可分为颈、胸、腹（即上、中、下）三段。颈段长约5cm，是指由食管开始端至颈静脉切迹平面的一段，胸段长18～20cm，上接食管颈段，下至横膈膜肌食管裂孔。腹段仅1～2cm，上接胸段，下接胃贲门部，与肝左叶后缘相邻。除腐蚀性食管炎外，其他疾病引起的食管溃疡，多发生在食管的中段和下段。

2. 食管的狭窄部 食管的管径由于本身结构特点及邻近器官影响，呈现三处生理性狭窄。第一狭窄位于环状软骨下缘，即相当第6颈椎体下缘，距中切牙15cm；第二狭窄位于左主支气管交叉处，即第4～5胸椎之间的高度，距中切牙25cm；第三狭窄位于横膈膜肌的食管裂孔处，即第10胸椎，距中切牙40cm。食管的这三个狭窄，是异物滞留和食管癌的好发部位。

3. 食管的组织学结构 食管壁从内向外分为黏膜、黏膜下层、肌层和外膜四层。黏膜层包括上皮层和固有腺。黏膜下层由疏松结缔组织组成，内有血管、淋巴管和神经丛；肌层分两层，内层环行，外层纵行。肌肉收缩产生蠕动，推动食物进入胃内；外膜除腹段为浆膜外，其余均为纤维膜。

（二）胃

1. 胃的形态与分部　胃是消化管各部中最膨大的部分，上接食管，下续十二指肠。成人胃的容量约1500mL。胃的大小和形态因胃充盈程度、体位及体型等状况而不同，完全空虚时略呈管状，高度充盈时可呈球囊状。其形态可概括为两壁、两口和两缘。两壁即前壁和后壁。两口即入口，称为贲门，与食管相续；出口，称为幽门，与十二指肠相接。

2. 胃壁的结构　胃壁的四层结构中，肌层由外纵、中环、内斜三层平滑肌组成，环层最发达，在幽门处特别增强，形成幽门括约肌，有延缓胃内容物排空和防止肠内容物逆流至胃的作用。胃黏膜层柔软，血供丰富，呈红色或红褐色。胃黏膜形成许多高低不一的皱襞，胃小弯处的4～5条纵行皱襞较为恒定，襞间的沟称为胃道。胃黏膜在幽门形成环形皱襞，凸向腔内称为幽门瓣。

（三）胃食管交界处

食管在胸廓上口进入胸腔，位于后纵隔脊柱之前、心脏之后，穿过横膈的食管裂孔抵达腹腔，在相当于第10胸椎水平，即贲门处与胃相连。一般将食管下端、贲门、胃底统称为胃食管交界处（esophagogastric junction，EGJ），具体包括食管下括约肌（low esophageal sphincter，LES）、His角、膈肌脚、膈食管韧带。

1. 形态结构

（1）His角和His瓣　腹段食管斜向与胃连接，其大弯侧（左侧）与胃底交界处所形成的角度称为食管胃角，或称His角。出生时His角几乎呈直角，而发育正常的成人则为锐角。该处胃内黏膜形成贲门皱襞，且组成His角两边的组织活动度较大，犹如活瓣，故又称His瓣，具有一定的抗胃食管反流作用。当胃内压升高到一定程度时，游离状态的His瓣被推向对侧，如同瓣膜般堵住胃食管连接处使胃内容物难以反流入食管内。

（2）横膈和膈食管韧带　食管穿过横膈裂孔处为食管的第三狭窄，该处外壁有膈食管韧带或称膈食管膜，将食管与横膈联系起来。此韧带系由胃液的主要成分为胃酸、胃酶、电解质、黏液和水。壁细胞分泌盐酸，而非壁细胞的分泌成分类似细胞外液，略呈碱性，其中钠是主要的阳离子。胃液的酸度取决于上述两种成分的配合比例，并和分泌速度、胃黏膜血液流速有关。胃液分泌分为基础分泌（或称消化间期分泌）和餐后分泌（即消化期分泌）。基础分泌是指不受食物刺激时的自然胃液分泌，其量较小。餐后胃液分泌明显增加，食物是胃液分泌的自然刺激物，餐后分泌可分为三个时期。

（1）头期 食物经视觉、味觉、嗅觉等刺激兴奋神经中枢，兴奋经迷走神经下传至壁细胞、主细胞、黏液细胞，使其分泌胃酸、胃蛋白酶原和黏液；迷走神经兴奋还使G细胞分泌促胃液素、刺激胃黏膜肥大细胞分泌组胺，进而促进胃酸分泌。这一时期的作用时间较短，仅占消化期分泌酸量的30%。

（2）胃期 指食物进入胃以后引起的胃酸分泌，包括食物对胃壁的物理刺激（扩张）引起的迷走长反射和食物成分对胃黏膜的化学刺激所引起的胃液分泌。在这一时期的胃酸分泌中，促胃液素介导的由食物成分刺激引起的胃酸分泌占主要部分。当胃窦部的pH＜2.5时，促胃液素释放受到抑制，pH值达到1.2时，促胃液素的分泌完全停止，对胃酸及促胃液素的分泌起负反馈调节作用。胃窦细胞分泌的生长抑素也抑制促胃液素的释放。如果手术使得正常的壁细胞黏膜与胃窦黏膜的关系改变，酸性胃液不流经生成促胃液素的部位，血中促胃液素可增加很多，促使胃酸分泌，伴明显酸刺激。这一时期分泌量大，占消化期总分泌量的60%。

（3）肠期 指食物进入小肠后引起的胃酸分泌，占消化期胃酸分泌量的10%。包括小肠膨胀及食物中某些化学成分刺激十二指肠和近端空肠产生肠促胃液素，促进胃酸分泌。进入小肠的酸性食糜能够刺激促胰液素、胆囊收缩素、抑胃肽等的分泌。小肠内的脂肪能抑制促胃液素的产生，使胃液分泌减少。消化期胃酸分泌有着复杂而精确的调控机制，维持胃酸分泌的相对稳定。

第二节 胃食管反流病的流行病学及危险因素

一、流行病学

胃食管反流病（gastro-esophageal reflux disease，GERD）是世界范围内的常见病，其流行病学在全球不同国家和不同地区存在很大差异。GERD 在欧美国家十分常见，患病率高达 10%～20%，而亚洲地区患病率约为 5%，近年来研究发现，GERD 发病率有上升趋势。目前国内尚缺乏大规模流行病学资料，有 Meta 分析显示，国内 GERD 的患病率为 12.5%，且呈现南低北高的特点，可能与饮食习惯等因素有关。随着年龄的增长，GERD 的发病率也在增加，发病高峰年龄为 40～60 岁。虽然目前我国 GERD 的患病率较西方国家低，但随着我国生活方式西化、人口的老龄化，GERD 患病率呈逐年上升趋势。

二、危险因素

近年来研究发现，GERD 发病离不开危险因素的影响。综合国内外资料，现有报道的 GERD 的危险因素主要包括年龄、性别、职业、烟酒、肥胖和身体质量指数、饮食习惯和生活方式、精神心理因素、各类药物、遗传因素、幽门螺杆菌感染、基础疾病等。

（一）年龄

GERD 在各年龄段均可发生，发生率随着年龄的增长而升高，并且在特定的年龄段达到高峰。我国 GERD 患病率在 40～49 岁和 50～59 岁年龄段达到高峰，之后伴随年龄的增长而降低。

（二）性别

研究发现，性别与GERD患病率相关，女性非糜烂性胃食管反流病（NERD）的患病率高于男性，但男性更易罹患Barrett食管、食管腺癌等疾病。

（三）职业

研究发现，不同职业与GERD发病率也有一定的关系。现有的GERD患病率报道中涉及较多的职业是军人、矿工、教师等。军人作为一类特殊群体，可能因高强度训练、常进食过饱、餐后运动、精神紧张等诸多因素的作用而导致GERD症状及并发症的发生。

（四）吸烟与饮酒

大量研究报道认为，吸烟与饮酒均为GERD的独立危险因素。吸烟人群发生GERD的风险明显高于未吸烟者。戒烟可改善患者的反流症状。每周饮酒7次以上、既往有吸烟史均为频繁发生反流症状的独立危险因素。

（五）肥胖与身体质量指数

肥胖是GERD较为公认的危险因素之一，肥胖可增加一过性食管下括约肌松弛（transit lower esophageal sphincter relaxation，TLESR）的发生频率。多项研究显示，身体质量指数（body mass index，BMI）增加与胃食管反流病之间存在正相关关系。

（六）饮食习惯和生活方式

饮食习惯及生活方式与GERD发病的相关性被研究学者广泛关注。过饱饮食、油腻饮食、高脂饮食、辛辣刺激饮食、进餐时喝饮料等习惯是GERD的独立危险因素。同样，餐后平卧、便秘等生活方式会提高反流发生的概率。

（七）精神心理因素

GERD，尤其是在难治性胃食管反流病（refractory gastroesophageal reflux disease，RGERD）的临床治疗中，质子泵抑制剂常常无效，临床症状无法有效缓解，患者的身心健康受到很大困扰。RGERD 患者尤其是 NERD 患者，其焦虑、抑郁症状评分较正常对照者显著升高。对于 RGERD 的患者，精神心理因素可能通过损害食管蠕动功能，影响食管下括约肌压力，从而引起并加重反流症状。此外，精神疾病的增加与食管高敏感状态呈正相关，相较无精神障碍的患者，有精神障碍的患者对反流症状的阈值普遍降低。此外，睡眠障碍是 GERD 的独立危险因素，尤其是夜间酸反流症状明显者；伴有睡眠障碍的患者易发生焦虑、抑郁状态，其心理压力显著升高，严重影响疾病的治疗及生活质量。

（八）各类药物

目前报道的可能影响 GERD 发病的药物有非甾体抗炎药（nonsteroidal anti-inflammatory drugs，NSAIDs）、钙离子通道阻滞剂、硝酸甘油、地西泮、抗胆碱能药物、口服激素等。

（九）遗传因素

遗传因素在 GERD 发病中有着重要作用，同卵双生子同时患有 GERD 的比率显著高于异卵双生子。另一份关于 GERD 患者的相近亲属间的疾病状况的研究提示，遗传相关因素影响了 GERD 的发病。

（十）幽门螺杆菌感染

幽门螺杆菌（helicobacter pylori，HP）感染与 GERD 的相关性目前仍存在争议，无明确证据证明 HP 在 GERD 发病中有直接作用。有研究认为，HP 感染可减轻 GERD 症状的严重程度，根除 HP 会增加 GERD 的新发病率。前者表明 HP 感染是 GERD 的保护性因素，这可能是因为 HP 可降低胃液分泌量和酸度，继而在一定程度上可减轻反流症状。但也有研究认为，HP 根除并不会导致或加重 GERD。Meta 分析显示，在根除消化性溃疡患者根除 HP 后，GERD 患病风险增加两倍，但根除消化不良患者 HP 并不会引发新的 GERD。目前对于 HP 感染合并 GERD 机制的报道尚少，亟需深入探究。

（十一）基础疾病

研究发现，肥胖、高甘油三酯血症可增加反流性食管炎（RE）的发病风险，糖尿病病程、血糖控制情况均可影响 RE 的疗效。

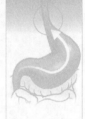

第二章 胃食管反流病的中医诊断与治疗

第一节　胃食管反流病的中医诊断

一、中医病名

GERD 是西医学的病名，在中医古籍中并无 GERD 的相关记载，但根据其反酸、烧心、胸痛、咽喉不适等相关症状，与其相关的中医病名有吞酸、吐酸、反胃、嘈杂、梅核气、呕吐、嗳气、胃痞、郁证、气噎、胆胀、呕胆、结胸、哮喘、胸痹、胸痛、咳嗽、咽痛等。目前尚无一个中医病名可完全概括此病的所有临床表现，张声生等在《胃食管反流病中医诊疗专家共识意见》中指出，根据 GERD 临床表现将其归属于"吐酸""呕苦""嘈杂""食管瘅"等范畴。

吐酸最早见于《素问·至真要大论》，书中记载："诸呕吐酸，暴注下迫，皆属于热。"亦云："饮食不下，膈噎不通，食则呕。"反胃，亦称"胃反"，首见于《金匮要略》，书中记载："趺阳脉浮而涩，浮则为虚，虚则伤脾，脾伤则不磨，朝食暮吐，暮食朝吐，宿谷不化，名曰胃反。"

二、病因病机

（一）病因

1. 感受外邪，寒热客胃　《素问·至真要大论》云："少阳之胜，热客于胃，烦心心痛，目赤欲呕，呕酸善饥。"《景岳全书·吞酸》云："凡肌表暴受风寒，则多有为吞酸者。此其由息而入，则脏气通于鼻，由经而入，则脏俞系于背。故凡寒气一入，则胃中阳和之气被抑不舒，所以滞浊随见而即刻见酸，此明系寒邪犯胃也。"阳明之脉起于鼻，会于面，出于口，内以候胃，外以候肌。故感受外界寒热之邪，邪气由表传里，先入胃腑，导致胃失和降，胃气上逆，发为本病。

2. 情志不遂，思虑太过 《寿世保元·吞酸》曰："夫酸者，肝木之味也。由火盛制金，不能平木，则肝木自甚，故为酸也。"情志不遂，肝气郁滞，失于疏泄，横逆犯胃，胃气上逆；思虑太过，脾气受损，运化失司，胃腑失和，气机上逆，发为本病。

3. 饮食不节，烟酒无度 《素问玄机原病式》云："如饮食热则易于酸矣。"《证治汇补·吞酸》曰："大凡积滞中焦，久郁成热，则本从火化，因而作酸者，酸之热也。"饮食不节，如过食辛辣刺激、肥甘厚味、过饥过饱，则湿热内生；烟酒性热有毒，烟酒无度，过食则助生湿热，湿热内生，脾胃升降失常，胃气上逆，发为本病。

4. 素罹胆病，胆邪犯胃 胆为中清之府，内寄少阳相火，主温煦中焦，助脾胃运化。少阳主枢机，邪入少阳易为寒热之变，故胆之病变多为寒热之变。热则胆火上逆，胃气随之而逆；或热邪内扰胆腑，胆汁藏泄失度，泄溢于胃腑，胃腑失和，则胃气上逆。寒则胆气抑郁，或内存相火温煦失职，中焦运化乏力，气机升降失常；或胆失决断之能，胃中浊气不降，胃气因而上逆。

5. 禀赋不足，脾胃虚弱 《内科摘要》云："脾胃亏损，吞酸嗳腐。"《医学传心录》云："咽酸者，酸水刺心也。吐酸者，吐酸水也。俱是脾虚不能运化饮食。"脾主运化，胃主受盛，脾胃健则胃降而善纳，脾升而善磨，水谷之精化气血，气血充则形体健。禀赋不足，脾胃亏虚，运化失职，水谷停滞，浊阴不降，气机升降失调，胃气上逆，发为本病。

（二）病机

GERD 的主要病机特点：一为逆，二为热，三为郁。具体为痰、热、湿、郁、气、瘀阻滞胃腑或脾虚运化失职，导致气机升降失调，胃气上逆而发病。禀赋不足、脾胃虚弱为 GERD 发病基础，土虚木乘或木郁土壅，致木气恣横无制，肝木乘克脾土，胆木逆克胃土，导致肝胃、肝脾或胆胃不和。在病程上可以分为初病、久病，病机各有不同。

初病在气，以实为主，表现为气郁、实热、痰阻等特点。初病在气，体现在脾胃气郁失其升降，肝气郁失其条达，肺气郁失其宣肃，大肠气郁失其通导。初病以实热为主，湿、痰、食、热互结导致气机升降失调，胃气夹酸上逆。肝胆邪热犯及脾胃，脾气当升不升，胃气当降不降，肝不随脾升，胆不随胃降，以致胃气夹火热上逆，可见肝胃郁热、胆热犯胃等证候类型；肝火上炎侮肺，克伐肺金，消灼津液，肺失肃降而咳逆上气，气机不利，痰气郁阻胸膈，可见气郁痰阻等证候类型。

久病及血，虚实夹杂，表现为气虚、血虚、血瘀、虚火等特点。久病及血，体现在气滞久而血瘀，气虚而致瘀，或气郁久而化热，耗伤阴血，津枯血燥而致瘀。久病虚实夹杂，体现在久病火热之邪，耗津伤阴，虚火上逆，因实而致虚；久病迁延，耗伤正气，引起脾胃虚弱，运化失常，浊气内生，气逆、食滞、火郁、痰凝、湿阻、血瘀相兼为病，因虚而致实，可见瘀血阻络、中虚气逆、脾虚湿热等证候类型。

三、辨证方法

（一）中医诊断方法

要对GERD有充分的认识，需要尽可能全面、完整地收集患者病情信息与资料，必须借助中医望、闻、问、切四诊法。四诊中的每一诊都有着不可替代的作用，四诊合参是中医完成辨证论治的重要前提和手段。

1.望诊 《丹溪心法·能合脉色可以万全》有云："欲知其内者，当以观乎外；诊于外者，斯以知其内。盖有诸内者形诸外。"这种看法是源于《内经》的司揣理念，即对表象的司揣来判断人体内部变化。如通过望诊，观察GERD患者形态、神色、面色及舌象可以推知患者的体质、脏腑虚实、气血盛衰等，对判断患者的病情轻重、转归及预后有重要价值。

望GERD患者形态，若胖而能食者，为形气有余；胖而少食者，为形盛气虚，脾虚有痰湿；瘦者皮肤干涩，为阴血不足。

望GERD患者神色，患病初期，病位较浅，患者神色可见神志清晰，两目灵活，面色荣润，含蓄不露，表情自然，肌肉不削，反应灵敏。病久反复发作，耗伤正气，部分患者可见精神不振、疲倦嗜睡、目光乏神、面色少华、纳呆等表现。

望 GERD 患者面色，面色青黄（苍黄）、情志不遂、常常叹息、纳呆者，为肝郁脾虚；面色萎黄、枯槁无华、纳差乏力者，为脾胃虚弱；面色淡白无华、唇舌色淡、少气懒言者，为血虚。

望 GERD 患者舌质的色、形、态，可判断脏腑虚实及气血运行情况。舌体荣润、灵动，舌质淡红，说明病情较轻，未入血分；舌体胖大、边有齿痕者，见于脾虚湿盛；舌色红者，见于热盛或阴虚；舌尖色红者，见于上焦心肺有热；舌两边色红者，多属肝、胆郁热或湿热；舌质紫暗者，见于食管或胃之络脉瘀滞；舌有裂纹，苔有剥脱之象，见于患病日久，气阴耗伤明显。

望 GERD 患者舌苔厚薄、色泽，可辨别病邪性质及病位深浅。舌苔薄白，属邪气尚浅，胃气尚未受影响；舌苔薄黄，多由热邪所致。舌苔厚腻，多属脾胃虚弱，运化失宜或饮食不节，宿食停滞；舌苔黄腻，多属湿热内蕴或胆热犯胃；舌苔白腻，多属痰湿内阻。

2. 闻诊 闻诊主要是通过听声音和闻气味来协助判断。GERD 患者常可闻及嗳气。若嗳气频多而响亮，嗳气后脘腹胀满减轻，伴口苦反酸，多为肝胃郁热；若嗳气低沉断续，无酸腐气味或伴泛吐清水，兼见食少纳呆、神疲乏力者，多为中虚气逆；若嗳气反流，常伴随叹息声，声音嘶哑，或伴咽喉如有痰阻，且随情志变化增减者，多为气郁痰阻。有部分 GERD 患者还可闻及口腔异味。若口臭，伴嗳气吞酸、烧心，胃脘或两胁胀满，多为肝气犯胃；若口臭如酸腐，或夹有生食味，伴脘腹胀满，多为食滞胃肠；若口气酸臭，伴面红目赤，烦躁易怒，多为肝郁化火；若口气热臭，伴唇干舌绛，喜冷饮，多为胃火炽盛。

3. 问诊 问诊为"诊病之要领，临证之首务"。《难经·六十一难》云："问而知之者，问其所欲五味，以知其病所起所在也。"可见，问诊的重要性不言而喻，应先询问 GERD 患者不适症状，提炼主诉，明确疾病。典型 GERD 患者以"反酸、烧心"为主诉，即可初步诊断为 GERD。在正确辨病的情况下，可结合中医"十问歌"进行问诊，综合舌苔、脉象等进行辨证。如询问反酸、烧心、胸骨后痛等症状发生部位、性质、程度，有无嗳气、头晕、头身痛、胸胁痛、口渴等伴随症状，以及二便情况、饮食偏好、情绪状态、睡眠情况等，综合上述信息进行整体评估。主诉为反酸的 GERD 患者，如伴有胸胁胀满、嗳气、腹胀等，情绪不畅时加重，舌质淡红，脉弦，可考虑为肝胃不和证；如自感胃中嘈杂，平素心烦易怒，口干口苦，大便质地干结，舌脉偏于热象，可考虑为肝胃郁热证；如反酸，时有泛吐清涎，胃脘隐隐作痛，纳差，神疲乏力，大便稀溏，舌质淡红，脉象细弱，可考虑为中虚气逆证；若反酸时久，胸骨后自觉刺痛不适，吞咽困难，甚至呕血、便血，情绪不畅时加重，舌脉偏向血瘀证，则可诊为气虚血瘀证；咽部时有痰阻，情绪不畅时明显，或嗳气或反流，精神抑郁，舌质淡红，苔腻，脉弦滑，则考虑为气郁痰阻证；若有胃部灼热感，反酸或泛吐清水，胃脘隐痛，喜温喜按，兼有大便溏薄，脉象虚弱，既有热象又兼有寒证表现，则考虑为寒热错杂证。

4. 切诊 切诊主要指切脉，亦称脉诊。《史记·扁鹊仓公列传》称："意治病人，必先切其脉，乃治之。"其体现了脉象在中医诊断中的独特地位。而"切脉而知之者，诊其寸口，视其虚实，以知其病，病在何脏腑也"，则意在通过脉诊判断疾病的虚实、部位。《胃食管反流病中医诊疗专家共识意见（2017）》指出，肝胃郁热证常见脉弦，胆热犯胃及气郁痰阻证可见脉象弦滑；瘀血阻络证可见脉涩；中虚气逆证脉象细弱；脾虚湿热证则见脉细滑数。

（二）胃食管反流病的中医辨证思路

GERD 诊治应遵循"辨病证、辨方证、辨药证"三证同辨的辨证思路，结合患者自身病情特点进行个体化施治。

1. 辨病证 病证结合是辨病论治和辨证论治相结合的诊疗方法，是中医认识疾病本质的基本方法。辨病明确具体疾病，根据其一般规律，可准确把握全局性动态变化、预测预后、转归，减少辨证的盲目性；辨证明确具体的证，可深刻认识疾病变化的本质规律，两者相结合能更好地满足临床诊疗需求。GERD 的临床诊疗同样应采用病证结合的诊疗模式，在辨病基础上结合脏腑辨证、八纲辨证、气血津液辨证等加以诊治。

（1）辨脏腑，识病位　本病由肝失疏泄、脾失健运、胃失和降、肺失宣肃、胃气上逆、上犯食管而成。病位主要在食管，与胃、肝、脾、肺等脏腑相关。病在胃，表现为嗳气、反酸、呕恶等；病在肝，表现为胃灼热、反酸、胸骨后灼痛、易怒、易饥、口苦咽干、胁肋胀痛、心烦失眠等，常因情志不遂诱发；病在脾，表现为反酸、嗳气、纳差、神疲乏力、大便溏薄等，常因先天不足、劳倦内伤而发；病在肺，表现为咽喉不适、胸闷、咳喘等。GERD患者病情多复杂，往往涉及多个脏腑，需结合患者具体症状，精准辨位。

（2）辨虚实，知邪正盛衰　辨虚实主要是辨别邪正盛衰。本病初起，正气尚足，正邪相争，实证居多；久病则正气亏虚，无力抗邪，正虚邪恋，虚实夹杂，虚证为主。

实证者，多有气逆、气滞、痰结、食积、湿阻之变。气逆者，表现嗳气、反流、呕恶等；气滞者，表现为反酸、胸胁胀痛、胸闷胀满等；痰结者，表现咽喉不适如有痰梗、胸中不利、脉滑等；食积者，表现纳呆、呕吐酸腐、大便溏泻臭如败卵、苔腐腻等；湿阻者，表现为脘闷、身重、纳呆、苔腻、脉濡等。

虚证者，中气亏虚，脾气不升，胃气不降，表现为胃痞胀满、纳呆、神疲乏力、大便溏、舌淡、苔薄、脉细弱等；或气虚及阳，脾阳不足，聚湿生痰，阻碍气机升降，表现为形寒肢冷、大便溏薄清稀、肢体困重或浮肿、舌质淡胖、苔白滑、脉虚沉迟等；或胃阴不足，胃失濡润，胃气上逆，表现为饥不欲食、脘痞不舒、干呕呃逆、口燥咽干、大便秘结、小便短少、舌红少津、脉细数等。

虚实夹杂者，或因情志抑郁或暴怒伤肝，致肝失疏泄，肝气郁结，肝郁乘脾，形成肝郁脾虚的虚实夹杂之证；或因素体虚弱，久病伤脾，导致脾胃虚弱，升降失调，脾不能升清，胃不能降浊，食物反流入食管，因虚致实，出现脾虚胃实的虚实夹杂之证。

（3）辨寒热，识病性　辨寒热主要是辨别疾病性质。餐前或夜间反酸、大便干结、舌红苔黄、脉弦数或滑数者多属热证；餐后反酸、大便稀溏、舌淡、脉沉细者多属寒证。部分患者因受到体质、用药等因素影响，脾易虚，胃易热，常表现为寒热错杂之象，症见烧心，反酸，胃脘痞闷，喜温喜按，神疲乏力，大便质黏，舌淡红，苔薄白或黄，脉滑或沉细。

（4）辨气血，知久病多瘀　本病初期，多病在气分，土壅木郁，肝气郁滞，或素为脾胃气虚之体，平素纳少，腹胀，面色少华，因饮食、情志导致中焦气滞不舒，胃气上逆，可有泛酸，嗳气。根据气滞、气虚之不同，分别治以行气通降或健脾益气。

若久病入络，伤及血分，瘀血内生，血脉不畅，可表现为胸骨后灼痛或刺痛，甚则背痛，反酸，胃灼热，嗳气，胃脘隐痛，舌质紫暗或有瘀斑，脉涩等瘀血阻络之象；或久病正气亏虚，无力推动血液运行，瘀血内阻，可见胸骨后固定疼痛，面色晦暗，吞咽不畅，乏力，动则心悸、气短、头晕等气虚血瘀之象。

2. 辨方证　方证辨证，又称汤方辨证。即以方剂的适应证、病机、治法、使用禁忌等作为大体方向，对疾病的表现、体征等进行深入理解的辨证方法。药王孙思邈是第一个提出"方证"一词的中医大家，他创立从"方、证、治"三方面研究《伤寒论》，开拓了《伤寒论》类证、类方的方证研究体系。治疗 GERD 的常用经方有小半夏汤、半夏厚朴汤、半夏泻心汤、左金丸、小柴胡汤、柴胡加龙骨牡蛎汤、大柴胡汤、丹参饮等。

（1）小半夏汤方证　《金匮要略·痰饮咳嗽病脉证并治》曰："呕家本渴，渴者为欲解；今反不渴，心下有支饮故也，小半夏汤主之。"小半夏汤由半夏、生姜组成，药物虽少但疗效显著，善治胃失和降、胃气上逆所引起的反酸、恶心呕吐等症，被誉为"呕家圣剂"。对于痰气交阻、胃气上逆者，可予小半夏汤治疗。

（2）半夏厚朴汤方证　半夏厚朴汤源于汉代张仲景所撰写的《金匮要略》"妇人咽中如有炙脔，半夏厚朴汤主之"。其善于行气散结、降逆化痰，用于"咽中异物感，吐之不出，吞之不下"之病症，常见精神刺激、咽部异物感、胸闷咳喘、痰多或腹胀、恶心呕吐、食欲减退、口中黏腻、舌苔白腻。气郁痰阻证 GERD 患者所表现的症状主要为"咽喉不适如有痰梗、胸膺不适、嗳气或反酸、吞咽不顺、声嘶呛咳"等，正与半夏厚朴汤之方证相吻合。此外，半夏厚朴汤加味可改善患者咽喉不适感，善于治疗 GERD 引起的慢性咳嗽。

（3）半夏泻心汤方证　半夏泻心汤方出自《伤寒论·辨太阳病脉证并治下》："但满而不痛者，此为痞，柴胡不中与之，宜半夏泻心汤。"《金匮要略·呕吐哕下利病脉证治》谓："呕而肠鸣，心下痞者，半夏泻心汤主之。"中阳受损，寒热互结，中焦气机不畅，上逆则见呕吐泛酸，下陷则见肠鸣下利，搏结于中焦，痞塞不通。临床上症见心下痞满、恶心呕吐、肠鸣下利等，均可运用本方治疗。半夏泻心汤是小柴胡汤去柴胡、生姜，加黄连、干姜而成，变和解少阳剂为调和寒热方，是《伤寒论》中辛开苦降法的代表方剂，可用于中虚失运、寒热错杂、升降失常之 GERD。

（4）旋覆代赭汤方证　旋覆代赭汤出自《伤寒论》第 161 条："伤寒发汗，若吐若下，解后心下痞硬，噫气不除者，旋覆代赭汤主之。"其有降逆化痰、益气和胃之效，主治胃虚痰阻气逆证，完全契合因肝气不和、脾胃虚弱、痰气上逆所致的嗳气、胃脘痞满、反酸的 GERD 患者。

（5）栀子豉汤方证　《伤寒论》栀子豉汤证："发汗吐下后，虚烦不得眠，若剧者，必反复颠倒，心中懊憹，栀子豉汤主之。若少气者，栀子甘草豉汤；若呕者，栀子生姜豉汤。"胃中郁热而症见心烦不寐、胸中烦闷者，可予栀子豉汤、栀子生姜豉汤、栀子甘草豉汤等泄热除烦。部分 GERD 患者表现与栀子豉汤证有高度重合之处，如胸骨后烧灼感，正是"心中懊憹"及"烦热"的表现；若出现吞咽食物有胸中堵塞感，这正是"胸中窒"的表现；或吞咽时前胸疼痛感正是"心中结痛"的表现，均可使用栀子豉汤加减治疗。

（6）小陷胸汤方证　小陷胸汤出自《伤寒论·辨太阳病脉证并治下》："小结胸病，正在心下，按之则痛，脉浮滑者，小陷胸汤主之。""正在心下"指出小陷胸汤证的病位在食管至胃脘处；所谓"不通则痛，按之则痛"指出食管及胃脘处有不通之处；"脉浮滑"指明痰热结于胸中，因痰热结胸，故按之则痛。该方有清热化痰、宽胸散结之功效，适用于痰热互结的 GERD 患者。

（7）左金丸方证　左金丸首载于《丹溪心法·六火》，仅由黄连、吴茱萸两味药组成，其中黄连、吴茱萸用量比例为6∶1，主治肝火犯胃证，症见呕吐酸苦、嘈杂、脘腹胁胀满疼痛、舌红苔黄等。在临床应用中还可根据患者肝火及胃火的严重程度，灵活调整黄连、吴茱萸的配比。

（8）小柴胡汤方证　《伤寒论》第96条："伤寒五六日，中风，往来寒热，胸胁苦满，嘿嘿不欲饮食，心烦喜呕……小柴胡汤主之。"该条的病机是邪气结于胁下，少阳枢机不利，肝火犯胃，这与肝胃郁热证GERD的病机有相通之处。情志不畅或饮食不节致肝气郁滞，久郁化火，横逆犯脾胃，脾胃升降失常，气逆而上或胆汁疏泄失常，不能助脾胃运化腐熟水谷，食滞化热，反而上逆。可用于肝胃不和、郁而化火的GERD患者，临证可见烧心，反酸，胸骨后灼痛隐隐，胸胁胀闷，嗳气不舒，心烦易怒，口干口苦，舌红苔薄黄，脉弦。

（9）大柴胡汤方证　《伤寒论》第103条："太阳病，过经十余日……呕不止，心下急，郁郁微烦者，为未解也，与大柴胡汤下之，则愈。"《伤寒论》第165条："伤寒，发热，汗出不解，心下痞硬，呕吐而下利者，大柴胡汤主之。"以上两条中的"心下急，郁郁微烦者"及"心下痞硬"与GERD的临床症状相似，结合少阳证之"口干咽干、心烦喜呕、胸胁苦满、腹中痛"等症状，现代医家常应用大柴胡汤治疗GERD。临证可见烧心、反酸、胸骨后灼痛明显，并伴有腹痛、腹胀、便秘、舌红苔黄、脉弦数等里实热证。

（10）柴胡加龙骨牡蛎汤方证　《伤寒论》第107条："伤寒八九日，下之，胸满烦惊，小便不利，谵语，一身尽重，不可转侧者，柴胡加龙骨牡蛎汤主之。"本方可清利枢机，泄热安神，主治少阳病兼郁火扰神之证。本方证的关键指征为"胸满烦惊，小便不利，谵语，一身尽重，不可转侧。"其中尤以"胸满烦惊"为辨证要点，即患者往往表现为反酸，烧心，胸膈胁肋部胀满、憋闷，呼吸不畅，或常欲叹息，烦躁易怒，甚至躁动不宁，容易惊悸。本方证的另一个典型体征就是"胸腹动证"，本方主治"胸腹有动，烦躁惊狂，大便难，小便不利"。患者常表现为胸胁苦满，心下部有抵抗或自觉膨满，脐上动悸，因腹主动脉跳动亢进所致之腹部上冲感，心悸不眠，烦闷，易惊，焦躁易怒，反酸，烧心，善太息，甚则出现狂乱、痉挛等，小便不利，大便偏干。

（11）丹参饮方证　丹参饮载于清代陈念祖的《时方歌括》，书中云："丹参饮。治心痛、胃脘诸痛多效，妇人更效。心腹诸痛有妙方，丹参为主义当详。檀砂佐使皆遵法，入咽咸知效验彰。"尤宜于心胃痛而偏瘀、偏热者。仅丹参、檀香、砂仁三味药，为祛瘀行气止痛之良方，其中，丹参活血化瘀止痛而不伤气血，为君药，配檀香、砂仁温中行气止痛，是为臣。临床多以木香或香附替代檀香。对于气滞血瘀证患者，表现为烧心、反酸、嗳气、胸骨后刺痛、脘腹胀痛、舌红或紫有瘀斑、脉涩等，可予丹参饮治疗。

（12）麦门冬汤方证　麦门冬汤首见于《金匮要略·肺痿肺痈咳嗽上气病脉证治》曰："大逆上气，咽喉不利，止逆下气者，麦门冬汤主之。"《神农本草经》云："麦门冬，味甘平，主心腹结气，伤中伤饱，胃络脉绝，羸瘦短气，久服轻身不老，不饥。"此方多用于因肺胃阴虚，阴虚火旺，虚火上炎，灼伤咽喉，而见咽喉干燥、咳嗽痰少、痰质黏稠难咳等咽部不适症状。该方用于胃阴不足型 GERD 并伴有咳嗽、咽痛等食管外症状者为佳。临证可见反酸、烧心、胸骨后隐痛等，兼有胃脘嘈杂，口燥咽干，咳痰少而黏稠，纳差，舌红苔少，脉细数之肺胃阴虚之证。

（13）黄芪建中汤方证　黄芪建中汤出自《金匮要略·血痹虚劳病脉证并治》："虚劳里急，诸不足，黄芪建中汤主之。"该方补虚为主，多用于脾胃虚寒型 GERD，临床常见泛吐酸水清稀，胸脘隐痛不适，喜温喜按，四肢不温，纳谷欠佳，大便或溏，舌苔薄白，脉虚而缓等脾胃虚弱之证。

（14）四逆散方证　四逆散出自《伤寒论》，由柴胡、枳实、芍药、甘草组成。"四逆"是指肝郁气滞、阳气内郁不达四肢而致四肢厥逆。方中用柴胡以疏肝解郁，透达阳气；芍药苦泄破结，通络止痛；枳实导滞行气；甘草调和诸药。四药合用，共奏疏畅气机、透达郁阳之功。本方原治阳郁厥逆证，后世多用于疏肝理脾的基础方。应用该方治疗情志因素引发的胃食管反流甚为合拍。

（15）吴茱萸汤方证　吴茱萸汤出自《伤寒论》："食谷欲呕，属阳明也，吴茱萸汤主之。得汤反剧者，属上焦也。"《伤寒论》第309条："少阴病，吐利，手足逆冷，烦躁欲死者，吴茱萸汤主之。"厥阴病篇《伤寒论》第378条："干呕，吐涎沫，头痛者，吴茱萸汤主之。"方中吴茱萸为君药，温胃暖肝，和胃降逆，祛寒止呕；生姜温胃降逆，散寒辛温，太子参温中补虚，健脾益气，两者共为臣药；陈皮健脾理气，香附理气解郁，两者共为佐药；大枣温中补中，调和诸药，为使药。诸药合用，有补中降逆、健脾温胃之功。用于脾胃虚寒或肝经寒气上逆之呕吐或吐酸，常见吞酸嘈杂，食后干呕，或呕吐酸水，或吐涎沫，胸满脘痛，畏寒肢凉，甚则手足逆冷，大便稀溏，舌淡苔白滑，脉沉迟。

（16）橘皮竹茹汤方证　橘皮竹茹汤出自《金匮要略·呕吐哕下利病脉证治》，组方为橘皮二升、竹茹二升、大枣三十个、生姜半斤、甘草五两、人参一两。方中橘皮理气健胃，和中止呕，生姜降逆开胃，竹茹清热安中止呕逆，人参、甘草、大枣补虚和中，益气生津，甘草多为生甘草用以和中养阴。诸药合用，补胃虚，清胃热，降胃逆，且补而不滞，清而不寒。全方共奏补虚清热、和胃降逆之功。本方主治胃虚有热，气逆上冲之GERD。临床表现除反酸、呃逆外，可伴见虚烦不安，胸骨后隐痛，口干，手足心热，舌红少苔，脉虚数。

（17）百合地黄汤方证　百合地黄汤出自《金匮要略·百合狐惑阴阳毒病脉证并治》，由百合与生地黄两味药组成，具有滋阴清热、润养心肺之功。症见如寒无寒，如热无热，时而欲食，时而恶食，口苦，小便赤。GERD阴虚内热盛者可用之。

3. 辨药证　以"药"名"证"的方法源于张仲景。中药是组成方剂的基本单元，组方遣药，是由药性和药证决定的，药证是选用药物的依据，是对具体中药功效及适应证的概括和总结。药对是单味中药与方剂之间的桥梁，是方剂所含的规律性特征与辨证施治的内涵体现。治疗GERD常用药对有旋覆花–代赭石、枳壳–桔梗、黄连–吴茱萸、半夏–海螵蛸、合欢皮–郁金、柴胡–牡蛎、木蝴蝶–蝉蜕、延胡索–赤芍等。

（1）旋覆花–代赭石　出自《伤寒论》旋覆代赭汤。代赭石味苦，性寒，入肝、心经。本品苦寒体重，以苦清热，以寒泻火，以重镇降。善走肝、心血分。既能降胃气止呕，又能平肝息风、镇肝降压，还能凉血止血、降气。旋覆花咸寒，消痰平喘，降气止呕；代赭石苦寒，平肝泄热，镇逆降气，凉血止血。旋覆花以宣为主，代赭石以降为要。两药配伍，一宣一降，宣降合法，抑酸止痛。现代药理学研究，旋覆花、代赭石能够改善食管下括约肌的舒缩功能，缓解胃食管反流。

（2）枳壳－桔梗　枳壳，味苦、辛、酸，性微寒，归脾、胃经。李时珍认为"枳壳利肠胃，能利气，气下则痰喘止，气行则痞胀消，气通则痛刺止，气利则后重除"。桔梗，味苦、辛，性平，归肺经。《珍珠囊药性赋》云："其用有四：止咽痛，兼除鼻塞；利膈气，仍治肺痈；一为诸药之舟楫；一为肺部之引经。"枳壳主降胃气，宽中通滞，能泻郁气，无枳实破气伤正之弊，且有松弛 Oddi 括约肌、双相调节胃肠平滑肌的作用。桔梗升扬之性能增枳壳通降之效，且桔梗利咽能缓解本病因反流物刺激而引发的慢性咽炎并发症。两药相伍，降中有升，桔梗上行之力可防枳壳下气太过而伤脾气；痰随气行，枳壳降逆之性亦能益桔梗祛痰之力，通降之力斐然。

（3）黄连－吴茱萸　《神农本草经》谓："黄连味苦寒，主热气，目痛，眦伤，泣出，明目，肠澼，腹痛，下利，妇人阴中肿痛，久服令人不忘。"《素问·至真要大论》云："诸呕吐酸，暴注下迫，皆属于热。"《临证指南医案》曰："郁则气滞，气滞久则必化热。"黄连味苦性寒，可清心火以泻肺金，肺金不燥，可制肝火。朱丹溪强调："凡火盛者，不可骤用凉药，必兼温散。"吴茱萸，味辛，性热，既能降逆止呕，又能制约黄连之苦寒。两者相伍，寒热并投，苦寒为主，泻火不凉遏，温降不助邪；辛开苦降，肝胃同治。适用于 GERD 肝火犯胃者，见嘈杂吞酸，呕吐口苦，胁肋灼热胀痛，烦躁易怒，溲赤便秘。

（4）半夏－海螵蛸　《神农本草经》谓："半夏味辛平，主伤寒，寒热，心下坚，下气，喉咽肿痛，头眩胸张，咳逆肠鸣，止汗。"半夏，味辛，性温，可燥湿化痰，降逆止呕，消痞散结，归脾、胃、肺经。《主治秘要》言其："燥胃湿，化痰，益脾胃气。"海螵蛸，味咸涩，性微温，可收敛止血，涩精止带，制酸止痛，收湿敛疮。海螵蛸单味冲服制酸止痛之疗效确切，治疗反酸效果显著。半夏辛温主升，海螵蛸咸涩主降，一升一降，海螵蛸收涩助半夏降逆，半夏降逆助海螵蛸制酸，合用可升清降浊，调和脾胃，主治湿邪阻滞的反酸；两者同归于脾经，且半夏归肺、胃二经，海螵蛸归肾经，两药配伍，上焦、中焦、下焦同治，可显著增强制酸降逆的功效。

（5）合欢皮-郁金　合欢皮，味甘、性平，归心、肝、肺经，《神农本草经》言合欢皮："主安五脏和五志，令人欢乐忘忧。"其具有解郁安神、活血消肿的作用。郁金，味辛、苦，性寒，归肝、心、肺经，《本草备要》谓："郁金可行气，解郁，泄血，破瘀。凉心热，散肝郁。"其具有活血止痛、行气解郁、清心凉血的功效。两药配伍，气血兼顾，疏肝理气兼活血，适用于 GERD 肝郁化热，热郁阻络，伤及血分，心神失扰之证，临床见心神不宁、忧郁失眠、多梦易醒等。

（6）柴胡-牡蛎　《神农本草经》谓："柴胡味苦平，主心腹，去肠胃中结气，饮食积聚，寒热邪气，推陈致新，久服，轻身明目益精。"柴胡配牡蛎，柴胡苦辛微寒，芳香舒达，调畅气血，疏肝解郁，以升散为主；牡蛎咸涩微寒，益阴潜阳，收敛固涩，软坚散结，祛瘀化痰，以敛降为要，两药配伍，一升一降，一敛一散，相互制约，相互促进，调和气血，疏肝健脾，增强抑酸之效。

（7）柴胡-白芍　《药性赋》曰："白芍味酸，平，性寒，有小毒。可升可降，阳也。其用有四：扶阳气大除腹痛，收阴气陡健脾经。坠其胎能逐其血，损其肝能缓其中。"柴胡辛行苦泄，性善调达肝气，疏肝解郁；白芍归肝脾经，主酸敛肝阴，兼具养血、柔肝、止痛之功效，两者可达疏肝理气之效而防伤阴之弊。

（8）柴胡-黄芩　《本经逢原》云："柴胡专主少阳往来寒热，少阳为枢，非柴胡不能宣通中外。黄芩专主阳明蒸热，阳明居中，非黄芩不能开泄蕴隆。"柴胡气质轻清，苦味最薄，能疏少阳之郁滞，透达少阳表里枢机；黄芩苦寒，气味较重，能清胸腹蕴热以除烦满，清解少阳胆腑郁热，两药合用，火郁发之，内清外透，邪气得去。既可和解少阳，疏肝解郁，发表祛邪，解肌退热，亦可清热解毒，条达肝气。

（9）柴胡-枳壳　柴胡味苦、辛，性微寒，入肝、胆经，善疏肝解郁，升发阳气，调畅气机。《神农本草经》谓："主心腹肠胃中结气，饮食积聚，寒热邪气，推陈致新。"枳壳味辛、苦、酸，性微寒，入脾、胃经，理气宽中、和胃降逆。《本草经疏》载："枳壳味苦，能泄至高之气……其主散留结胸膈痰滞，逐水，消胀满，安胃诸证。"两药合用，疏肝行气，和胃降逆。柴胡疏畅气机，宣通腠理；枳实行气消痞，泄其壅滞。两者一升一降，共奏升清降浊之功。

（10）木蝴蝶 – 蝉蜕　GERD患者多伴有咽部不适，反流是导致咽喉黏膜发生炎症的重要因素。木蝴蝶，味甘、苦，性凉，有清肺利咽、疏肝和胃之功，《中药大辞典》记载："清肺热，利咽喉，治急慢性支气管炎、咽喉肿痛、扁桃体炎。"蝉蜕，味苦性寒，质轻上浮，宣散透发，长于疏散风热，利咽开音，并可疏散肝经风热。两者相伍，既可清肝疏肝以治其本，又可利咽开音以治其标，对GERD伴咽部不适者用之最宜。

（11）延胡索 – 赤芍　《雷公炮制药性解》云："一切因血作痛之证并治，酒炒行血，醋炒止血，生用破血，炒用调血。延胡索可升可降，为阴中之阳，故能行上下四经，此理血之剂。"延胡索味辛、苦，性温，能行血中气滞，气中血滞，可见活血之力颇著。《本草经集注》云："赤芍主治邪气腹痛，除血痹，破坚积……通顺血脉，缓中，散恶血，逐贼血。"延胡索配伍赤芍，共奏活血化瘀、通络止痛、推陈致新之功，适用于GERD久病入络，气滞血瘀之证。

（12）香橼 – 甘松　香橼性温，其气清香，其味辛而不燥，苦而不降，酸而不收，功善疏肝解郁、理气和中、燥湿化痰，为疏肝醒脾之要药。《医林纂要》言："治胃脘痛，宽中顺气，开郁。"甘松，温而不热，甘而不滞，香而不燥，微辛能通，功善行气止痛、开郁醒脾，为开郁醒脾之要药。《本草纲目》云："甘松芳香，甚开脾郁，少加入脾胃药中，甚醒脾气。"香橼芳香辛散，苦温通降，偏于疏肝解郁；甘松芳香开胃，辛行温散，偏于开郁醒脾。两者苦辛相济，相须为用，气味醇厚，香而不烈，疏肝而不伤气，性柔而不伤中，健脾为胃行其津且不碍阴，为治疗肝胃气滞证GERD之良药。

（13）白术 – 黄精　白术味甘、苦，性温，归脾、胃经，长于补气健

胃食管反流病中西医诊疗

脾，燥湿利水。清代黄元御在《长沙药解》中云："补中燥湿，止渴生津，最益脾精，大养胃气。"《本草求真》谓："味苦而甘，既能燥湿实脾，复能缓脾生津，且性最温……为脾脏补气第一要药也。"用之颇合脾主运化、喜燥恶湿之性。黄精味甘，性平，入脾、肺、肾经，善补脾益气，养阴益精。《玉楸药解》谓："补脾胃之精，润心肺之燥。"单用黄精即有补土生金之意。金可制木，木制而脾运，枢机协调。两药合用，共奏补气健脾养阴之功。

4. 辨体质 体质是人体脏腑阴阳气血偏颇及机能代谢活动的反应，与疾病的发生发展、证候类型的转变及预后有着重要的关系。《医宗金鉴·订正伤寒论注》云："六气之邪，感人虽同，人受之而生病各异者，何也？盖以人之形有厚薄，气有盛衰，脏有寒热，所受之邪，每从其人之脏气而化，故生病各异也，是以或从虚化，或从实化，或从寒化。"

气虚质易感风寒湿而发病，多因脾胃虚弱，失于运化，易出现气滞、湿滞、食滞、外感、痰阻、血瘀等病理变化，疾病发展中易见脾胃虚弱证、脾胃虚寒证、痰阻中焦证、肝胃郁热证。

阳虚质易感寒湿之邪而发病，多见气滞、湿滞、饮停、痰阻等病理变化，出现脾胃虚寒证、痰湿中阻证、脾胃虚弱证、痰浊阻胃证、痰气交阻证。

气郁质受情志因素影响较大，七情气结，肝郁气滞，郁而化热，横逆犯胃，多见肝胃不和证、肝胃郁热证。

阴虚质易感受热邪、燥邪，易从热化、燥化，在疾病发展过程中常见胃阴不足证、阴虚胃热证。

痰湿质易感寒、湿之邪，多见气滞、寒凝、血瘀等病理变化，出现痰气交阻证、痰湿中阻证、脾胃虚寒证、痰瘀互结证。

湿热质多因脾胃虚弱，脾失健运，胃失和降，气机壅滞，气滞湿阻，湿生郁热所致，湿热久而炼液成痰，出现痰气交阻证及痰瘀互阻证。

血瘀质素体血液运行不畅，多并见气滞、痰阻，易出现气滞血瘀证、痰阻中焦证、痰瘀互结证及脾胃虚寒证。

辨体用药方面应注意以下几点：

"气有余便是火",在气虚质的患者治疗时,补气之药不宜剂量过大,以健脾为主,常佐以理气、消食导滞、渗湿、清热之品。

基于阴阳互根互化,在阳虚质补阳药中,宜少佐养阴药以助阳,切忌一味补阳或药量太过耗伤津血,从阳化热。

气郁质患者配伍药物应辛散解郁,酸柔敛肝,方能调和肝脾,气郁得疏,气机调畅。

阴虚质患者治疗上应注重清热兼养阴,选用知母、牡丹皮等养阴清热之品;久用滋阴易伤脾阳,故宜少佐木香、砂仁等理气温阳之品。阴虚质患者若需清化湿热应注意顾护阴津,化湿通阳,常少佐玄参、麦冬以养阴生津,防止湿热化燥,生地黄、淡竹叶以通阳利湿,防风、藿香以清热宣透化湿。

痰湿质注重理气多健脾渗湿,理气多选陈皮,取温而不燥、行气化痰之功;健脾渗湿多选茯苓、白术,健脾以绝生痰之源,渗湿以助化痰之功;痰湿易阻滞气血运行,影响脾胃运化,导致气滞血瘀、食滞肠胃;痰湿为阴邪易伤阳气。张仲景云:"病痰饮者,当以温药和之。"痰湿质宜少佐干姜、肉桂以温化痰湿,切忌大量使用,避免温阳太过,使其痰湿从热化。

四、胃食管反流病的中医证型

由于胃食管反流病的病因病机复杂性、临床证候多样性,以往很长一段时间内中医分型缺乏统一的标准,中医各家常根据自身临床经验加以分型论治。

(一)医家临床经验分型

古代并无胃食管反流病这一病名,常根据症状归属于"吐酸""吞酸"等范畴。传统中医理论对于本病并无固定的分型标准。《素问·至真要大论》曰:"诸呕吐酸,暴注下迫,皆属于热。"其认为吐酸皆是热证。《寿世保元·吞酸》曰:"夫酸者肝木之味也,由火盛制金,不能平木,则肝木自甚，故为酸也。"《证治汇补·吞酸》曰："大凡积滞中焦，久郁成热，则木从火化，因而作酸者，酸之热也；若客寒犯胃，顷刻成酸，本无郁热，因寒所化者，酸之寒也。"其认为本病的证型可分为寒、热两大类，以热证多见。属热者，多由肝郁化热犯胃所致；因寒者，多因脾胃虚弱、木虚土乘而成。

现代医家辨证分型多以脏腑辨证和八纲辨证作为主要理论依据。辨证分型多按病因病机、病位、病理因素等区分。国医大师徐景藩认为GERD初起以气郁为主，气机郁滞，津液敷布失常，聚而成痰，肝郁气滞日久可化热，甚则气滞血行不畅，瘀血内停，故将本病分为气郁证、痰气交阻证、肝胃郁热证、气滞血瘀证4个证型。单兆伟认为GERD以脾胃虚弱为本，阴火邪浊上逆为标，临床上将本病分为肝郁化火证、痰气交阻证、气滞血瘀证、脾胃虚弱证、胃热津伤证4个证型。罗云坚等主编的《消化科专病中医临床诊治》将GERD分为肝胃不和、肝胃郁热、痰气郁阻、脾胃虚弱、气虚血瘀5型。陈可冀等主编的《实用中西医结合内科学》将GERD分为肝气犯胃、胃失和降、胃阴不足及脾胃虚寒4型。

各医家及学术论著对本病的中医分型认识有一定的相通之处，综合来看，GERD的证型分布以肝胃不和、肝郁化热、痰气交阻、脾胃虚弱、气滞血瘀等为主。以上名医专著辨证分型对临证具有重要的参考价值，但尚无统一标准。

（二）国家相关部门、学会制定的GERD中医证型分类标准

《中医病症分类与代码》（GB/T15657-1995）将GERD辨证分为肝胃郁热型、胆热犯胃型、中虚气逆型、肝胃不和型、痰气中阻型。其中肝胃郁热、胆热犯胃、肝胃不和、痰气中阻型为实证，中虚气逆型为虚证。2008年，中华中医药学会发布的《中医内科常见病诊疗指南》指出本病的病因病机是劳累过度、情志不畅、饮食不节等，以致脾胃升降失调，胃气上逆。病位在胃，与肝脾关系密切。病性为虚实相兼，寒热错杂。将GERD中医证型分为肝胃不和证、肝胃郁热证、气郁痰阻证、气滞血瘀证、胃阴亏虚证、寒热错杂证6个证型。

专家共识意见的形成对行业内诊疗的规范化具有重要意义。2008年，中华中医药学会脾胃病分会组织成立全国胃食管反流病中医诊疗协作组和胃食管反流病中医诊疗共识意见起草小组，制订了《胃食管反流病中医诊疗专家共识意见（草案）》（以下简称《共识意见》）。2009年中华中医药学会脾胃病分会第21届全国脾胃病学术会议在深圳召开，来自全国各地的近百名中医消化病学专家对《共识意见》再次进行了充分的讨论和修改，以无记名投票形式通过了《胃食管反流病中医诊疗专家共识意见》，将GERD中医证型分为以下5种证型。

1. 肝胃郁热证 主症：①烧心。②反酸。次症：①胸骨后灼痛。②胃脘灼痛。③脘腹胀满。④嗳气反流。⑤心烦易怒。⑥嘈杂易饥。舌脉：①舌红，苔黄。②脉弦。

2. 胆热犯胃证 主症：①口苦咽干。②烧心。次症：①脘胁胀痛。②胸痛背痛。③反酸。④嗳气反流。⑤心烦失眠。⑥嘈杂易饥。舌脉：①舌红，苔黄腻。②脉弦滑。

3. 中虚气逆证 主症：①反酸或泛吐清水。②嗳气反流。次症：①胃脘隐痛。②胃痞胀满。③食欲不振。④神疲乏力。⑤大便溏薄。舌脉：①舌淡，苔薄。②脉细弱。

4. 气郁痰阻证 主症：①咽喉不适如有痰梗。②胸膺不适。次症：①嗳气或反流。②吞咽困难。③声音嘶哑。④半夜呛咳。舌脉：①舌苔白腻。②脉弦滑。

5. 瘀血阻络证 主症：胸骨后灼痛或刺痛。次症：①后背痛。②呕血或黑便。③烧心反酸。④嗳气反流。⑤胃脘隐痛。舌脉：①舌质紫暗或有瘀斑。②脉涩。

上述证候确定：主症必备，加次症两项以上即可诊断。

近年来中医药诊治GERD在诸多方面取得不少进展，为适应临床需要，中华中医药学会脾胃病分会对《共识意见》进行不断更新，于2016年在北京完成了《胃食管反流病中医诊疗专家共识意见》（2017年）最终定稿。该共识意见将GERD的中医证候分型分为六种证型，与2009年《共识意见》相比，2017年《共识意见》对GERD中医辨证分型的修改主要体现在增加了"脾虚湿热证"这一证型。

1. 肝胃郁热证 主症：①烧心。②反酸。次症：①胸骨后灼痛。②胃脘灼痛。③脘腹胀满。④嗳气或反食。⑤易怒。⑥易饥。舌脉：①舌红，苔黄。②脉弦。

2. 胆热犯胃证 主症：①口苦咽干。②烧心。次症：①胁肋胀痛。②胸背痛。③反酸。④嗳气或反食。⑤心烦失眠。⑥易饥。舌脉：①舌红，苔黄腻。②脉弦滑。

3. 气郁痰阻证 主症：①咽喉不适如有痰梗。②胸膺不适。次症：①嗳气或反流。②吞咽困难。③声音嘶哑。④半夜呛咳。舌脉：①舌苔白腻。②脉弦滑。

4. 瘀血阻络证 主症：①胸骨后灼痛或刺痛。次症：①后背痛。②呕血或黑便。③烧心。④反酸。⑤嗳气或反食。⑥胃脘刺痛。舌脉：①舌质紫暗或有瘀斑。②脉涩。

5. 中虚气逆证 主症：①反酸或泛吐清水。②嗳气或反流。次症：①胃脘隐痛。②胃痞胀满。③食欲不振。④神疲乏力。⑤大便溏薄。舌脉：①舌淡，苔薄。②脉细弱。

6. 脾虚湿热证 主症：①餐后反酸。②饱胀。次症：①胃脘灼痛。②胸闷不舒。③不欲饮食。④身倦乏力。⑤大便溏滞。舌脉：①舌淡或红，苔薄黄腻。②脉细滑数。

以上主症，加次症两项，参考舌脉，即可明确诊断证候。

中华中医药学会团体标准指南第三次专家论证会于2018年9月在重庆召开，会议形成并通过《消化系统常见病胃食管反流性病中医诊疗指南（基层医生版）》（以下简称《诊疗指南》）终稿。该《诊疗指南》基于现有循证医学证据，充分讨论并结合现有中医诊疗特点，依据循证医学的原理，广泛搜集循证资料，对GERD中医诊疗方面形成的主要观点进行总结。该《诊疗指南》将GERD分为6个证型：①肝胃郁热证：烧心，反酸，胸骨后灼痛，胃脘灼痛，脘腹胀满，嗳气反食，心烦易怒，嘈杂易饥，舌红苔黄，脉弦。②胆热犯胃证：口苦咽干，烧心，脘肋胀痛，胸痛背痛，泛酸，嗳气或反食，心烦失眠，嘈杂易饥，舌红苔黄腻，脉弦滑。

③中虚气逆证：泛酸或泛吐清水，神疲乏力，胃脘隐痛，胃痞胀满，食欲不振，嗳气或反食，大便溏薄，舌淡苔薄，脉细弱。④气郁痰阻证：咽喉不适如有痰梗，胸膺不适，嗳气或反食，吞咽困难，声音嘶哑，半夜呛咳，舌苔白腻，脉弦滑。⑤瘀血阻络证：胸骨后灼痛或刺痛，背痛，呕血或黑便，烧心泛酸，嗳气或反食，胃脘隐痛，舌质紫暗或有瘀斑，脉涩。⑥寒热错杂证：餐后反酸，饱胀，胃脘灼痛，胸闷不舒，不欲饮食，身倦乏力，大便溏滞，舌淡或红，脉细滑数。

  在临床实践中，证型复杂多变，证型之间常有兼夹，如GERD中肝胃郁热证也可夹杂气郁痰阻证的表现，或是患者处于疾病早期阶段，尚未有明显的寒热、虚实、阴阳等病理变化，导致无法辨证等，故在临床中应不断探索与GERD分型有关的因素，以进一步量化证型标准，增加辨证分型的准确度。

  辨证论治是中医学特色的重要体现。建立规范的中医辨证分型诊断标准，提高临床可操作性和准确性，是中医发展的必然趋势。目前，GERD中医证型的论述、分型方法和依据等尚不统一，缺乏完整的归纳总结，证型分类方面较多，仍以个人经验为主。因此，对GERD中医辨证分型规律的进一步研究很有必要。

第二节 胃食管反流病的中医治疗

一、中医辨证论治

（一）专家共识意见中医辨证论治

本节参考2009年以来胃食管反流病中医、中西医结合诊疗专家共识意见，对GERD中医辨证论治进行概述。

1. 中医诊疗专家共识意见 《胃食管反流病中医诊疗专家共识意见》（2009年）指出，GERD基本病机为肝胆失于疏泄，胃失和降，胃气上逆，并将本病分为以下5种证型。

（1）肝胃郁热证　治法：疏肝泄热，和胃降逆。选方：柴胡疏肝散合左金丸加减。主要药物：柴胡、枳壳、炒白芍、牡丹皮、焦栀子、香附、旋覆花、代赭石、黄连、吴茱萸、甘草。

（2）胆热犯胃证　治法：清化胆热，降气和胃。选方：龙胆泻肝汤合温胆汤加减。主要药物：龙胆草、柴胡、焦栀子、黄芩、当归、旋覆花、代赭石、半夏、竹茹、枳壳、陈皮、甘草。

（3）中虚气逆证　治法：疏肝理气，健脾和胃。选方：四逆散合六君子汤加减。主要药物：柴胡、炒白芍、枳壳、党参、炒白术、茯苓、半夏、陈皮、生姜、大枣、甘草。

（4）气郁痰阻证　治法：开郁化痰，降气和胃。选方：旋覆代赭汤合半夏厚朴汤加减。主要药物：旋覆花、代赭石、半夏、厚朴、茯苓、紫苏叶、枳壳、香附、太子参、生姜、大枣、甘草。

（5）瘀血阻络证　治法：活血化瘀，行气止痛。方剂：血府逐瘀汤加减。主要药物：桃仁、红花、当归、赤芍、川芎、生地黄、桔梗、延胡索、柴胡、枳壳、半夏、陈皮。随症加减：胃气上逆者，加旋覆花、代赭石；反酸甚者，加煅瓦楞子、海螵蛸；胸痛明显者，加丹参、降香、炙乳香、炙没药；大便秘结者，加虎杖、瓜蒌；大便稀溏者，加山药、炒白术；嗳气频繁者，加豆蔻、佛手；呕血黑便者，加三七、白及、仙鹤草；不寐者，加合欢皮、夜交藤。

《胃食管反流病中医诊疗专家共识意见》（2017年）对GERD基本病机的概括不再强调"肝胆失于疏泄"，而是明确指出GERD发病除与食管、胃密切相关外，还与其他脏腑功能失调有关，将病机准确概括为"胃失和降，胃气上逆"。

《消化系统常见病胃食管反流病中医诊疗指南》（基层医生版）（2018年）则指出脾胃虚弱是本病发病的重要病因，以正虚为本、脾胃虚损为主；邪实为标，以气郁、食滞、痰凝为主。将本病分为肝胃郁热证、胆热犯胃证、中虚气逆证、气郁痰阻证、瘀血阻络证、寒热错杂证6个证型。分别予柴胡疏肝散合左金丸加减、小柴胡汤合温胆汤加减、旋覆代赭汤合六君子汤加减、半夏厚朴汤加减、血府逐瘀汤加减、黄连汤加减治疗。

2. 中西医诊疗专家共识意见　《胃食管反流病中西医结合诊疗共识意见》（2010年）在《胃食管反流病中医诊疗专家共识意见》（2009年）基础上，参考相关指南、文献与丛书后，将GERD分为以下6个证型。

（1）肝胃不和证　治则：疏肝理气，和胃降逆。选方：柴胡疏肝散加减。主要药物：柴胡、白芍、陈皮、枳实、香附、川芎、炙甘草等。

（2）肝胃郁热证　治则：清肝泻火，和胃降逆。选方：左金丸合化肝煎加减。主要药物：黄连、吴茱萸、栀子、牡丹皮、白芍、陈皮、半夏、乌贼骨、浙贝母、煅瓦楞子。

（3）中虚气逆证　治则：疏肝理气，健脾和中。选方：四逆散合六君子汤加减。主要药物：柴胡、白芍、枳壳、党参、茯苓、炒白术、半夏、陈皮、生姜、炙甘草。

（4）痰湿内阻证　治则：化痰祛湿，和胃降逆。选方：温胆汤加减。主要药物：陈皮、半夏、茯苓、生姜、竹茹、枳实、旋覆花、甘草。

（5）气虚血瘀证　治则：益气健脾，活血化瘀。选方：四君子汤合丹参饮加减。主要药物：太子参、茯苓、丹参、佛手、浙贝母、郁金、薤白、桃仁、苏梗、丝瓜络。

（6）寒热错杂证　治则：辛开苦降，和胃降气。选方：半夏泻心汤加减。主要药物：法半夏、黄连、黄芩、干姜、煅瓦楞子、陈皮、茯苓、炒吴茱萸、枳实等。

《胃食管反流病中西医结合诊疗共识意见》在辨证论治方面，与2009年《共识意见》相比，将"痰湿内阻证"改为"气郁痰阻证"，提出情志不遂，木郁乘土，致肺脾失运，痰湿内蕴，肺气失肃，胃气亦难和降，发为本病。治以化痰祛湿，和胃降逆。推荐选方以温胆汤合半夏厚朴汤加减治疗。将"气虚血瘀证"改为"气滞血瘀证"，更强调GERD病程日久，肝气不疏而致气滞，气滞而成血瘀。治以疏肝理气，活血化瘀。可予血府逐瘀汤加减治疗。随症加减：胸骨后或胃脘部疼痛者，加川楝子、延胡索行气止痛；胸痛明显者，加丹参、降香、乳香、没药活血化瘀；大便秘结者，加火麻仁、决明子泄热通便；嗳气频作者，加砂仁、旋覆花下气降逆；伴脘腹胀满者，加厚朴、佛手行气除满；反酸胃灼热甚者，加龙胆草清肝泻火；反流味苦者，加龙胆草、旋覆花清胆和胃；呕吐清水者，加竹茹、生姜和胃止呕；神疲乏力、大便溏薄者，加（炮）干姜温中补虚；胀连胁肋或背痛者，加川楝子、延胡索行气止痛；心神失养者，加炙甘草、浮小麦、大枣以甘缓养心；咽部红肿、痒痛者，加金银花、连翘、板蓝根清热利咽；吞咽困难者，加威灵仙、王不留行破瘀开咽；呕血便血者，加三七粉、白及、仙鹤草活血止血。

（二）基于医家经验的中医辨证论治

现代各医家结合自身临证经验，对于GERD的辨证分型治疗有各自的认识。有的医家基于脏腑、致病因素辨证，有的则按疾病分期辨证，甚至有对应经方方证来进行辨证论治等，形成独具特色的辨证论治体系。

1. 按脏腑辨证论治　欲明确病性病位，必先源于脏腑。临床医家根据实践经验，总结出从不同脏腑辨证来论治GERD。

沈洪教授从脏腑辨证论治GERD，将本病分为虚实两类：实证多因热结于胃、胃失和降；虚证多因脾虚失运，内生湿热，阻滞脾胃气机。GERD实证治疗以泻肝和胃方为基础加减（黄连3g，吴茱萸1g，法半夏10g，陈皮10g，茯苓15g，炙甘草3g，煅瓦楞子30g，海螵蛸20g，白及10g）；虚证又可分为气虚、阴虚两类，气虚者用药以甘温为主，通补脾胃，予六君子汤为基础加减；阴虚者用药以甘凉补益肺胃之阴为主，予沙参麦冬汤加减。

周晓虹教授认为GERD治疗应从脏腑辨证入手，分清主症、次症。GERD以反酸、胃灼热为主症。《素问·至真要大论》云："诸呕吐酸，暴注下迫，皆属于热。"胃为水谷之海，以通降为用，邪热扰胃，胃气不和，郁而上逆，发为本病，且酸为木味，在脏属肝。故GERD治疗当以清热和胃、清肝疏肝为主要治法，主方常用左金丸、连朴饮等方化裁；在此基础上，对于以口苦、胸胁胀痛为次症者，治当兼顾疏肝清热，方用化肝煎等方化裁；以咽异感为次症的患者，治当兼顾清热润肺，方用玄麦甘桔汤、启膈散等方化裁；以舌尖灼热、口舌生疮、失眠为次症者，治当兼顾清心泻火，方用导赤散、酸枣仁汤、天王补心丹等方化裁；以泄泻、胃痞为次症者，治当兼顾健脾补气，方用参苓白术散、六君子汤、半夏泻心汤等方化裁。

2. 按致病因素辨证论治　现代医家认为GERD发生多责之于郁、火、痰、瘀等，常从不同致病因素角度辨治本病。

刘沈林教授从郁论治GERD，认为GERD发病之关键乃肝郁气滞，故治疗本病应以开郁为先，运用疏肝和胃，理气开郁、清宣化浊，醒胃开郁、化痰降逆，顺气开郁、清肝泄热，和胃开郁、化瘀和络，行气开郁等治法，疗效斐然。

余绍源教授提出从火热论治GERD，指出治疗应去其火势为要。肝火内盛实证，用苦寒降泻之品如牡丹皮、栀子、龙胆草、黄芩等清泻肝火，并配伍辛散疏达之品如柴胡、佛手、川楝子、香附、延胡索、郁金以调畅气机，清疏并用；肝阴虚火旺者，则以养肝阴、敛肝阳为主，首推一贯煎；中焦蕴热者，方药选黄连温胆汤、泻心汤类为主；若胃火亢盛，且牙龈肿痛、口腔溃疡热痛、大便难解等热象明显，用石膏、知母、黄连等苦寒之品泻胃火；由饮食不慎而发病者常以布渣叶、谷芽、麦芽、山楂等消食化积；中虚生热者，当补中升阳，健脾助运，方选香砂六君子汤、丁蔻理中汤、黄芪建中汤等。

危北海教授从虚论治 GERD，提出辨"虚"重在脾胃肾，补"虚"须分脏腑气血阴阳。临床对脾气虚证，治以健脾益气，方用四君子汤或六君子汤；对脾阳虚证，治以温中健脾，方用理中汤；对肾阳虚证，方用附子理中汤；对肾阴虚证，治以滋肾补阴，方用黄连阿胶汤或六味地黄丸。对胃气虚证，治以补气益胃，方用香砂六君子或香砂枳术丸；对胃阳虚证，治以温补胃气，方用吴茱萸汤或丁香吴茱萸汤；对脾阴虚证，治以补脾滋阴，方用慎柔养真汤；对脾约证，治以滋脾润肠，方用麻仁丸。对胃阴虚证，治以养阴润胃，生津止渴，方用益胃汤之类加减。

3. 按疾病分期辨证论治 对疾病分期辨证论治是在对疾病分期的基础上，再辨证施治，可明确疾病的阶段性，结合疾病不同阶段的特点使治疗更有针对性。

刘启泉教授认为本病初期多属实证、热证，随着病情的发展，常由实转虚，虚中夹实。本病后期亦有少量患者表现为面色少华、胃中嘈杂、食少胃胀、胸脘不适、泛吐清水、酸水、口淡、大便稀溏、舌淡红、苔薄白、脉细弱等脾胃气虚之象，治以益气健脾，和胃降逆。

田旭东教授认为 GERD 初期多为外邪侵犯胃腑，致胃气上逆；或饮食失常，郁而化热，邪热夹酸随胃气上逆；或情志不遂，肝气郁结，化火生酸，肝胆邪热犯胃。病在气分，病机属邪实气逆，病性以标实为主。病至中期，脾失健运，痰饮形成，痰气互结于胸膈、咽喉，发为"胸痹""梅核气"等。病在表里之间，病机属痰气互结，病性以本虚标实为主；后期则脾胃两虚，与初期邪实气逆不同，后期多为胃阴亏虚致虚火上逆，脾虚不运致阴火上逆，病机属气虚而逆，病性以本虚为主。初期肝胆湿热，治当清肝胆湿热，降胃气上逆，选方多以柴胡疏肝散、丹栀逍遥散为主；中期痰气交阻，治当痰气并治，理气化痰，方选半夏厚朴汤、厚朴温中汤；后期脾胃虚弱，治以健脾理气，滋养胃阴，和胃降逆，方选六君子汤、叶氏养胃汤。

4. 按经方方证辨证论治　经方方证辨证注重患者病情与经方适应证的高度契合，强调有是证用是方，若方证对应，效果显著。

仝小林教授临床常运用经方黄芪建中汤治疗 GERD 脾胃虚寒引起的反酸、背酸痛、痞满、晕厥，取其健脾胃、温分肉、散寒而厚肠胃，柔肝而平冲逆之效，取得良好疗效。

沈洪教授总结归纳《金匮要略》中用于治疗 GERD 的方剂，并将其运用于 GERD 的分型论治，以柴胡类方（小柴胡汤、大柴胡汤）治疗肝胃郁热型，以半夏类（半夏厚朴汤、小半夏汤、大半夏汤）方治疗痰气郁阻型，以泻心汤（半夏泻心汤、甘草泻心汤）类、乌梅丸治疗寒热错杂型，以橘皮竹茹汤治疗胃虚有热型，以麦门冬汤治疗胃阴不足型，疗效颇佳。

（三）中成药辨证论治

中成药的使用也应遵循辨证论治的原则。本节参考《胃食管反流病中医诊疗专家共识意见》（2017年）、《胃食管反流病中西医结合诊疗共识意见》（2017年）、《消化系统常见病胃食管反流病中医诊疗指南（基层医生版）》（2018年）等共识意见及近年来相关文献、丛书，总结出 GERD 常见中成药辨证治疗。

1. 疏肝和胃丸

药物组成：醋香附、白芍、佛手、木香、郁金、炒白术、陈皮、柴胡、广藿香、炙甘草、莱菔子、焦槟榔、乌药。

主治：肝胃不和引起的胃脘胀痛、胸胁满闷、呕吐吞酸、腹胀便秘。

功用：疏肝解郁，和胃止痛。

服用方法：1 次 6g，2 次 / 天，口服。

疗程：30 天为 1 个疗程。

2. 胃苏颗粒

药物组成：紫苏梗、香附、陈皮、香橼、佛手、枳壳、槟榔、鸡内金。

主治：肝郁气滞、肝胃不和引起的胃脘胀痛、两胁窜痛、胸闷食少、腹胀便秘。

功用：疏肝解郁，和胃降逆。

服用方法：每次 1 袋，3 次 / 天，冲服。

疗程：15 天为 1 个疗程，可服 1～3 个疗程。

3. 气滞胃痛颗粒

药物组成：柴胡、延胡索、枳壳、香附、白芍、炙甘草。

主治：肝郁气滞引起的胃脘疼痛、胸痞胀满。

功用：疏肝理气，和胃止痛。

服用方法：5g/ 次，3 次 / 天，冲服。

疗程：约 7 天为 1 个疗程。

4. 乌贝散

药物组成：海螵蛸、浙贝母、陈皮油。

主治：肝胃不和所致的胃脘疼痛、泛吐酸水、嘈杂似饥。

功用：制酸止痛，收敛止血

服用方法：3～6g/ 次，3 次 / 天，饭前口服。

疗程：25～30 天为 1 个疗程。

5. 柴胡疏肝丸

药物组成：茯苓、枳壳、豆蔻、白芍、甘草、香附、陈皮、桔梗、厚朴、山楂、防风、六神曲、柴胡、黄芩、薄荷、紫苏梗、木香、槟榔、三棱、大黄、青皮、当归、半夏、乌药、莪术。

主治：肝气不舒所致的胃脘疼痛、胸胁痞闷、食滞不清、呕吐清水。

功用：疏肝理气，消胀止痛。

服用方法：1 丸 / 次，2 次 / 天，口服。

疗程：30 天为 1 个疗程。

6. 达立通颗粒

药物组成：柴胡、枳实、木香、陈皮、清半夏、蒲公英、焦山楂、焦槟榔。

主治：肝胃郁热所致的胃脘胀满、嗳气、胃中灼热、嘈杂泛酸、脘腹疼痛、口干口苦。

功用：清热解郁，和胃降逆，通利消滞。

服用方法：6g/次，3次/天，饭前冲服。

疗程：30天为1个疗程。

7. 左金丸

药物组成：黄连、吴茱萸。

主治：肝火犯胃所致的脘胁疼痛、口苦嘈杂、呕吐酸水。

功用：泻火疏肝，和胃止痛。

服用方法：3～6g/次，2次/天，口服。

疗程：3天为1个疗程。

8. 加味左金丸

药物组成：黄连、吴茱萸、黄芩、柴胡、木香、香附、郁金、白芍、青皮、枳壳、陈皮、延胡索、当归、甘草。

主治：肝郁化火、肝胃不和所致的胸脘痞闷、急躁易怒、嗳气吞酸、胃痛少食。

功用：平肝降逆，疏郁止痛。

服用方法：6g/次，2次/天，口服。

疗程：15天为1个疗程。

9. 胃逆康胶囊

药物组成：炒柴胡、白芍、枳实、黄连、川楝子、制半夏、陈皮、吴茱萸、莪术、煅瓦楞子、蒲公英、甘草。

主治：肝胃不和、肝胃郁热所致的胸脘胁痛、嗳气呃逆、吐酸嘈杂、脘胀纳呆、口干口苦。

功用：疏肝泄热，和胃降逆，制酸止痛。

服用方法：1.6g/次，3次/天，饭前口服。

疗程：30天为1个疗程。

10. 越鞠丸

药物组成：制香附、川芎、焦栀子、炒苍术、焦神曲。

主治：气郁痰阻所致的胸脘痞闷、腹中胀满、饮食停滞、嗳气吞酸。

功用：疏肝解郁，理气宽中，消痞。

服用方法：6～9g/次，2次/天，口服。

疗程：5～7天为1个疗程。

11. 木香顺气丸（颗粒）

药物组成：木香、砂仁、醋香附、槟榔、甘草、陈皮、厚朴、枳壳、苍术、青皮、生姜。

主治：用于气郁痰阻引起的胸膈痞闷、脘腹胀痛、呕吐恶心、嗳气纳呆。

功用：开郁化痰，降气和胃。

服用方法：1袋/次，2～3次/天，口服。

疗程：10～14天为1个疗程。

12. 沉香顺气丸

药物组成：佛手、枳实、白蔻仁、青皮、陈皮、砂仁、沉香、木香、甘草。主治：寒湿气滞、气郁痰阻所致的胸痞腹痛、呕吐清水、气逆喘促。

功用：理气化痰，和胃降逆。

服用方法：6g/次，2次/天，口服。

疗程：10～14天为1个疗程。

13. 开胸顺气丸

药物组成：槟榔、牵牛子、陈皮、木香、姜厚朴、醋三棱、醋莪术、猪牙皂。

主治：气郁食滞所致的胸胁胀满、胃脘疼痛、嗳气呕恶、食少纳呆。

功用：消积化滞，行气止痛。

服用方法：3～9g/次，1～2次/天，口服。

疗程：7天为1个疗程，可服用1～2个疗程。

14. 元胡止痛颗粒（胶囊、片、丸、口服液）

药物组成：延胡索、白芷。

主治：气滞血瘀所致的胃痛、胁痛等。

功用：理气活血，和胃降逆。

服用方法：颗粒剂，1袋/次，3次/天，冲服；胶囊，4～6粒/次，3次/天，口服；片剂，4～6片/次，3次/天，口服；滴丸，20～30丸/次，

3 次/天，口服；口服液，10mL/次，3 次/天，口服。

疗程：7 天为 1 个疗程。

15. 养胃舒颗粒（胶囊）

药物组成：党参、陈皮、黄精、山药、玄参、乌梅、炒山楂、北沙参、干姜、菟丝子、炒白术。

主治：胃阴亏虚所致的胸骨后或胃脘部隐痛、嘈杂胃灼热、口干咽燥、五心烦热、口渴不欲饮、大便干结。

功用：养阴益胃，和中降逆。

服用方法：颗粒剂，10～20g/次，2 次/天，冲服；胶囊，3 粒/次，2 次/天，口服。

疗程：7 天为 1 个疗程。

16. 阴虚胃痛颗粒（胶囊）

药物组成：北沙参、麦冬、石斛、川楝子、玉竹、白芍、炙甘草。

主治：胃阴不足所致的胃脘隐隐灼痛、口干舌燥、纳呆干呕；慢性胃炎见上述症状者。

功用：养阴益胃，和中降逆。

服用方法：颗粒剂，5g/次，3 次/天，冲服；胶囊剂，4 粒/次，3 次/天，口服。

疗程：30 天为 1 个疗程。

17. 荆花胃康胶丸

药物组成：土荆芥、水团花。

主治：寒热错杂、气滞血瘀所致的胃脘胀闷疼痛、嗳气、反酸、嘈杂、口苦。

功效：理气散寒，清热化瘀。

服用方法：2 粒/次（160mg/次），3 次/天，饭前口服。

疗程：4 周为 1 个疗程。

18. 甘海胃康胶囊

药物组成：白术、枳实、甘草、海螵蛸、延胡索、沙棘、黄柏、绞股蓝总苷。

主治：脾虚气滞所致的胃及十二指肠溃疡、慢性胃炎、反流性食管炎。

功用：健脾和胃，收敛止痛。

服用方法：6粒/次，3次/天，口服。

疗程：2周为1个疗程。

19. 枳术宽中胶囊

药物组成：炒白术、枳实、柴胡、山楂。

主治：脾虚气滞所致的呕吐、反胃、纳呆、反酸。

功用：疏肝理气，健脾和胃。

服用方法：3粒/次，3次/天，口服。

疗程：2周为1个疗程。

二、常见中医症状论治

GERD常见症状主要有反流（含酸味称反酸）、胃灼热、胸骨后痛等。此外，常伴食管外症状，如反流至肺部可引起慢性咳嗽、哮喘发作；反流至咽喉部，可引起慢性咽炎等。

（一）常见食管症状

1. 吐酸（泛酸）

（1）定义与病名　吐酸指胃中酸水上泛，又称"泛酸"，若随即咽下称为"吞酸"，若随即吐出称为吐酸。根据其表现的轻重程度不同，又可分为"嗜醋""嗜酸""醋心""咽酸"等。

（2）病因病机　吐酸多因忧思恼怒伤肝，肝郁化火，横犯脾胃，火热郁滞作酸；饮食不节，损伤脾胃，湿热内生，停而作酸；禀赋不足或忧思劳倦，耗损脾胃，食少运迟而作酸。病位虽在食管，但与脾胃、肝等脏腑密切相关。肝失疏泄、肝气犯胃、胃失和降、胃气上逆是其基本病机。

（3）辨证论治　吐酸有寒热之分，以热证多见。属热者，多表现为嗳腐吞酸，胃脘胀闷，两胁胀满，心烦易怒，口干口苦，舌红，苔黄，脉弦数，多由肝郁化热犯胃所致；属寒者，多表现为吐酸时作，嗳气酸腐，胸脘胀闷，喜热饮，四肢不温，大便溏，舌淡苔白，脉沉迟，多因脾胃虚弱、肝气犯胃所致。治疗上以"疏肝理气、和胃降逆"为主要治法，常以柴胡疏肝散、四逆散等为基础方，再根据辨寒热属性分别施治。属热证者，治以清泄肝火，和胃降逆，方选左金丸加味；属寒证者，治以温中散寒，和胃制酸，方选香砂六君子汤加味。

2. 烧心

（1）定义与病名　烧心是指胸骨后、上腹、下胸甚至口中、鼻中、背部乃至全身的烧灼感或灼热感，可伴有疼痛和反酸，因其发生主要部位与心脏位置相近，故称为烧心。在古文献中，"烧心"一词并未提及，而多用"心下热炽""心热如火""胃中如焚""胃中如火""胃脘作痛发热""胸中热"等词汇来描述。临床实践发现，GERD症状不仅仅发生在心下及胃、胃脘等部位，还可出现"口中热""鼻中热""耳热"等其他部位灼热的症状，亦可纳入"烧心"范畴。

（2）病因病机　烧心多因情志郁结，或脾胃病郁久，郁而化热，伤阴气逆；或嗜食辛辣、妄用香燥之品，化火伤阴，阴虚内热，阴液不足；或饮酒过度，化生湿热，日久伤及脾胃，而见心中如火灼感。病位在胃和食管，与肝、脾密切相关。早期以实证居多，病机为肝气乘脾犯胃，胃失和降，病久则虚实夹杂，病机以脾胃虚弱为本，肝气郁滞为标。

（3）辨证论治　辨证重在辨虚实。烧心多由内热所致，但有实热、虚热之别。实热者，若为肝胃郁热，表现为胸骨后烧灼感较为明显，伴胃脘灼痛，易怒，大便干结，舌红，苔黄，脉弦数，治疗应以清热泻火为主，方选左金丸加味；若为脾胃湿热，表现为胸骨后烧灼，伴口黏、苔厚腻、脉滑等，治疗应清热化湿为主，方选平胃散、黄连温胆汤等。虚热者多为肝胃阴虚，表现为胸骨后烧灼感，胃脘嘈杂似饥，口燥咽干，舌红少苔，脉细数，治疗以养阴清热为主，方选益胃汤、沙参麦冬汤等。

3. 胸骨后痛

（1）定义与病名　这里的"胸骨后痛"主要指食管源性胸痛，是指有食管疾病或食管功能障碍引起的胸痛，这里专指反流引起的胸骨后疼痛。

中医学并无"食管源性胸痛"这一名称，在古代文献中将其归属于"胸痛""胸痹""胸痞""厥心痛"等范畴。《素问·脏气法时论》曰："心病者，胸中痛。"而《灵枢·厥病》中将胸痛称为"厥心痛"，并将其分为肾心痛、肺心痛、胃心痛、肝心痛和脾心痛。其指出胸痛除了与心脏有关，还与胃、肝、脾等脏腑相关。

（2）病因病机　胸骨后痛发生多与饮食失调、情志失节、劳倦内伤、外邪内侵等因素有关。情志不遂，肝失疏泄，木不疏土，气机升降乖戾；或饮食不节，烟酒无度，灼伤胃经，胃失和降；平素脾胃虚弱，脾虚湿滞，浊阴不降，胃气反逆；素体本虚，土虚木乘，胃气上逆，均可致浊气上犯于胸，胸络痹阻而发病。病位在食管，与肝、胆、脾、胃、心相关。胃失和降、胸络痹阻为主要病机。

（3）辨证论治　辨证当先辨别虚实，分清标本。标实应区别气滞、痰浊、血瘀、郁热等不同病理性质，本虚应区别气血阴阳亏虚的不同。肝郁气滞者，表现为胸骨后痛或烧灼，每因情志不畅而诱发或加重，伴胃脘胀痛、泛酸等，治疗以疏肝理气为主，方选柴胡疏肝散等；肝郁化热者，见胸骨后痛或烧灼样疼痛，反酸嗳气，性情急躁易怒，头面燥热，口干口苦，大便干结，舌红，治疗以疏肝清热、和胃降逆为主，方选丹栀逍遥散加减；气滞血瘀者，见胸骨后刺痛，痛有定处，夜间明显，伴吞咽困难、反酸，舌紫暗、边有瘀点，治疗以疏肝理气、化瘀止痛为主，方选丹参饮、失笑散、活络效灵丹等；脾虚痰阻者，见剑突下或胸骨后隐隐烧灼，胃脘胀满、反酸或泛吐清水，食欲减退，苔黄腻，脉弦滑，治疗以健脾理气、化痰降逆为主，方选旋覆代赭汤、半夏厚朴汤等；若痰从热化，见胸膈满闷疼痛，口干口苦，舌红，苔黄腻，可加用黄连温胆汤、小陷胸汤等清热化痰。

4. 嗳气

（1）定义与病名　"嗳气"病名首见于《丹溪治法心要》，又名"噫气"，是指气从胃中上逆、经口冒出、其声冗长的病症。《黄帝内经》称其为"噫"，《说文解字》中释"噫"为"饱食息也"，即饱食之气。

（2）病因病机　嗳气多由饮食劳倦、情志不畅损伤脾胃，脾胃升降失常，土壅木郁，肝气犯胃，肝胃不和，胃气上逆所致。《古今医统·脾胃不和有痰有火》曰："嗳气多是胃气不和，窒塞不通。"《医林绳墨·嘈杂嗳气》曰："嗳气者，清气下陷，浊气泛上，不得顺行之谓也。"可见，嗳气的产生主要归因于气机升降失调，故气机升降失调是其基本病机。

（3）辨证论治　嗳气频作，呕吐酸腐或夹有未消化食物，兼见脘腹胀满，舌苔厚腻，脉滑有力，多因宿食内停，治以消食化滞，和胃降逆，方选保和丸加减；嗳气频作而响亮，嗳气后脘腹胀减，且发作因情志变化而增减，反酸，舌红，苔薄白，脉弦，多为肝气犯胃，方选柴胡疏肝散加减；嗳气频作，纳后更甚，善叹息，伴胃脘隐痛，脘腹胀满，反酸，纳呆，舌体胖大，苔薄，脉沉细弦，多脾虚肝郁，治以疏肝健脾，和胃降逆之法，方选香砂六君子汤合丁香柿蒂散加减；嗳气频作，其声连连，声低气弱，泛吐清水，便溏，舌体胖大，舌质淡，苔白腻，脉濡缓，治以温中健脾，和胃降逆，方选香砂温中汤加味。

5. 吞咽困难

（1）定义与病名　"吞咽困难"所对应的古代病名是"噎膈"。噎膈是指饮食吞咽受阻，或食入即吐的病症。《济生方》对噎膈的描述："其为病也，令人胸膈痞闷，呕逆噎塞，妨碍饮食，胸痛彻背，或肋下支满，或心忡喜忘，咽噎气不舒。"有些症状描述与 GERD 的临床表现十分相似。

（2）病因病机　噎膈的发生多因情志不畅，忧思恼怒，伤肝损脾，气滞痰凝，气机阻滞，津液不布，脘管失养；或因饮食不节损伤脾胃，水津不布，酿湿生痰，阻滞内生精血，脘管失养；或因积劳久虚，阳亢烁津，或久劳损伤阳气，无力推动津液滋养脘管，终致噎膈渐生。总的病机关键在于气、热、痰、血、食郁诸邪阻滞搏结，津液不布，脘管干槁，吞咽不畅。

（3）辨证论治　辨证应首辨虚实，次辨标本主次。因忧思恼怒、饮食所伤，导致气滞、血瘀、痰浊内阻者，为实；因热结伤津、年老肾衰，导致津枯血燥或气虚阳微者，多数虚。疾病初起多实，或实多虚少；久病多虚，或虚中夹实。标实当辨气滞、痰阻、血瘀不同。气滞为主，多见胸膈痞胀，梗塞不舒，嗳气则舒；痰阻为主者，多见泛吐痰涎酸水，胸膈满闷；血瘀者，多见胸膈梗塞不舒，胸骨后疼痛或刺痛，痛处固定不移。本虚多责之于阴津枯槁，多见形体消瘦，皮肤干枯，舌红干裂少津。治疗上，热结伤津者，治以降火散结，养阴生津，方选沙参麦冬汤加减；痰阻气滞者，治以苦降辛通，行气化痰，方选半夏厚朴汤加减；瘀血阻滞胸膈者，治以益气佐通，活血化瘀，方选失笑散合丹参饮加减。

（二）常见食管外症状

1. 咽部异物感

（1）**定义与病名**　咽部异物感是 GERD 食管外常见症状之一，是由于胃内容物反流至咽部，刺激损伤咽部黏膜并引起咽喉部不适症状，常表现为咽阻不适如有痰梗。该症状可归于中医学"梅核气"范畴。《赤水玄珠·咽喉门》曰："梅核气者，喉中介介如梗状。"《古今医鉴·梅核气》曰："梅核气者，窒碍于咽喉之间，咯之不出，咽之不下，有如梅核之状者是也。"《喉科集腋·咽喉杂症》曰："梅核气乃痰气结于喉中，咽之不下，吐之不出，如茅草常刺作痒，初则吐酸，妨碍久则闭塞不通，即此候也。"其生动形象地描述了与反酸相关的梅核气症状特点。需要注意的是，GERD 所致的咽部异物感主要是由反流导致的，与功能性梅核气病因不同。

（2）**病因病机**　发病或因情志不遂，思虑过度，肝失疏泄，胃失和降，气机阻滞，郁结之肝气循经上逆，停聚于咽喉；或饮食不节，烟酒无度；或久病劳倦，致脾胃虚弱，脾虚不能为胃行其津液，凝结成痰，随胃气上逆，结于咽喉。病位虽在咽喉，但关乎肝、脾、胃。脾胃虚弱、气机升降失常是基本的病机。

（3）**辨证论治**　应以化痰、降气、镇逆为治疗大法。肝郁气滞者，症见咽中如物梗阻，吞吐不利，伴胸胁满闷或疼痛，善太息，反酸嗳气频作，苔薄，脉弦，治以疏肝解郁，行气散结，方选越鞠丸加减；痰气郁结者，症见自觉咽喉有异物阻塞感，咽之不下，咳之不出，时有嗳气或呃逆，泛泛欲吐，症状轻重随情志变化频繁，治以疏肝解郁，理气化痰，方选半夏厚朴汤加减；肝郁脾虚者，症见自觉咽部异物感，纳呆，困倦乏力，舌淡，苔薄白，脉弦少力，治以疏肝解郁，健脾益气，方选逍遥散加减。

2. 慢性咳嗽

（1）定义与病名　反流性咳嗽属于中医内科学"内伤咳嗽"范畴。在古代文献中，《素问·咳论》中对于"胃咳"的描述与反流性咳嗽十分相似。《素问·咳论》曰："胃咳之状，咳而呕。"其描述了咳呕并作的症状，并将其命名为"胃咳"。临床所见患者咳嗽大多发生在日间和直立位，进食或饱食后咳嗽是其重要特征，这与孙思邈在《备急千金要方·咳嗽》中提出的"食饱而咳"相符。另外，还有"胃嗽"一说，《太平圣惠方》记载："胃嗽之状，嗽而呕，甚则长虫出。"《普济方》更载有"胃嗽涌吐醲酸水"的说法。

（2）病因病机　"五脏六腑皆令人咳，非独肺也"。手太阴肺经起于中焦，下络大肠，还循胃口，通过膈肌，属肺，从肺系。其他脏腑功能失调引起气机升降失常亦会导致咳嗽。反流引起的咳嗽多因情志不畅，土壅木郁，木气作酸，循经犯肺，灼津生痰，上干于肺，致肺胃之气失降，肺失清肃；或饮食不当，烟酒无度，损伤脾胃，脾不能为胃行其津液，酿生痰湿，痰湿中阻，浊气不降，痰浊停饮上干于肺而作咳。病位虽在肺，但与肝、胃、脾密切相关。胃失和降、浊气上逆、肺失肃降为病机关键。

（3）辨证论治　反流性咳嗽的治疗应以肃肺降胃为纲，兼顾肺与肝胃的关系，兼以润燥、化痰、疏肝等法。肝气犯胃者，症见咳嗽，以干咳、吐酸为主，发作常因情绪抑郁恼怒而诱发，伴有烧心，嗳气，胁痛，脘腹胀满，善太息，舌红，苔黄，脉弦数，治疗以调肝和胃为主，方选柴胡疏肝散合左金丸加减。肺气郁闭者，症见阵发性呛咳，气急，腹胀，嗳气，舌红，苔白腻，脉弦，治疗以理气降逆和胃为主，方选苏子降气汤加减。脾虚痰湿者，症见咳嗽，咳少许白黏痰，晨起受凉或进食生冷、油腻、甜食后诱发，胸闷痞满，呕吐清水，纳少，纳后腹胀，倦怠，大便不成形，舌红，苔白腻，脉濡滑，治疗以健脾益气、化痰止咳为主，方选参苓白术散加减。肺阴亏虚者，症见咳嗽，咳少量白黏痰，声嘶咽干，舌质暗红，少苔，脉细，治疗以益气养阴止咳为主，方选沙参麦冬汤加减。

3. 哮喘

（1）定义与病名　在古代文献中有哮喘与 GERD 相关的记载，《兰台轨范·金匮》曰："膈上病痰，满喘咳吐。""咳逆倚息，短气不得卧……谓之支饮。"《本草纲目·脏腑虚实标本用药式》又曰："上热则喘满，诸呕吐酸，胸痞胁痛，食饮不消。"

（2）病因病机　哮喘反复发作主要是痰伏于内，外邪引动而发。长期胃食管反流可引起病邪（胃酸）上犯于肺，引动体内伏痰，痰随气升，气因痰阻，相互搏结，壅塞肺气，肺管狭窄，通畅不利，肺气宣降失常，发为哮喘。

（3）辨证论治　症见喘鸣，气短乏力，面色萎黄，纳呆食少，舌胖苔厚腻者，乃脾虚痰阻，治应健脾化痰，和胃降逆，常选参苓白术散加减，可加用桔梗、紫菀、枇杷叶等宣降肺气；若痰湿蕴热，可加用瓜蒌、贝母、海蛤壳、桑白皮等清化痰热。症见气喘痰鸣，呼吸气促，咳痰黄稠，胸闷胁胀，心烦，面赤口苦，嗳气吞酸，舌红，苔黄腻，脉弦数，乃肝火犯肺兼夹痰浊，治应清肝泻火，宁肺化痰，方选黛蛤散合清金化痰汤加减，可佐镇肝肃降肺胃之品，如生龙骨、生牡蛎、代赭石等。

三、中医非药物疗法

随着中医学的不断发展，除了中药内服治疗外，传统中医其他疗法在 GERD 治疗过程中也发挥了举足轻重的作用。近年来，其他中医疗法在 GERD 的临床应用逐渐增多，显示出简、便、廉、效等优点。《胃食管反流病中医诊疗专家共识意见》（2017 年）已明确将针刺法、灸法、推拿疗法、穴位贴敷法、穴位注射法、穴位埋线法等归为中医特色治疗手段，并推荐广泛应用。

（一）针灸治疗

最早关于 GERD 的针灸治疗可以追溯到明清时期，治疗上以局部取穴和循经取穴为主。针灸相关穴位可以调节脏腑气机，促进机体经气运行，恢复脏腑失衡状态。研究表明，针灸治疗 GERD 通过刺激神经调节神经－内分泌－免疫系统，可改善食管下括约肌松弛，促进胃肠动力，抑制胃酸分泌，增强抗胃食管反流的屏障作用，改善抑郁、焦虑等心理障碍，从而达到治疗效果。

关于针灸治疗 GERD 穴位的选取，有研究运用数据挖掘选穴的规律。结果显示，使用频次前 5 位的腧穴是中脘、足三里、胃俞、内关、公孙；任脉、膀胱经、胃经是最常选取的经脉；最新版《胃食管反流病中医诊疗专家共识意见》（2017 年）推荐实证用内关、足三里、中脘；虚证用脾俞、胃俞、肾俞、膻中、曲池、合谷、天枢、关元、三阴交等。

1. 针刺治疗 针刺治疗方法多样，有单纯毫针刺，有针刺复合治疗如电针等。此外，穴位埋线、穴位注射是针刺经络与西医学的结合，亦属针刺治疗范畴。

（1）传统体针 文娜等用针刺（足三里、中脘、胃俞、内关）治疗肝胃郁热型反流性食管炎。针刺组和药物组均能改善临床症状、胃镜疗效、改善食管黏膜损伤，但针刺组远期疗效优于药物组（$P < 0.05$）。针刺组复发率（9.1%）远低于药物组（42.9%）。

（2）其他针法 火针又称为"燔针"，集毫针刺激与艾灸热力于一体，通过灼烙人体腧穴腠理而疏通经脉，引邪外出。李永红等用火针疗法选取脾俞、胃俞、中脘、上脘、足三里等穴位治疗 GERD 患者 28 例，认为火针疗法有引气和发散之功，可使邪气外散，适于 GERD 肝胃郁热者。

耳甲电针疗法属于针灸学范畴。《灵枢·邪气脏腑病形》云："十二经脉，三百六十五络，其血气皆上于面而走空窍……其别气走于耳而为听。"耳甲电针可对相应的耳穴进行一定频率电刺激，从而调节内脏功能。研究表明，其治疗 GERD 的作用机制可能是电刺激迷走神经抑制 NF-κB、MAPK 信号通路，产生抗炎作用，减轻消化道反应，进而改善反流症状。吴冬等用耳甲电针治疗 RE，选取耳甲腔内（富含迷走神经传入纤维）为刺激点，对照刺激组选取左耳外缘中部，即上耳舟部（几乎无迷走神经传入纤维）为刺激点。结果显示，耳甲电针可治疗 RE，可改善患者睡眠和提高生活质量，效果优于耳缘电针。

（3）针药结合　针药结合疗法是近几年中医治疗 GERD 经常采用的一种方法。针灸与药物治疗相结合，可充分发挥两者的各自优势，减少药物不良反应，缩短治疗疗程，提高疗效，预防复发，从而达到标本兼治的效果。

刘先勤等用半夏泻心汤结合针刺治疗 GERD 患者，结果显示，服用半夏泻心汤结合针刺中脘、内关、足三里、太冲、公孙等穴位能调节患者体内胃动素、血清胃泌素，促进食管下括约肌功能恢复。

徐晓阳等用乌贝散联合针灸中脘、足三里、不容、阳陵泉、侠溪等穴治疗 GERD 患者，结果显示，乌贝散联合针刺可改善 GERD 患者症状，降低复发率且不良反应小。

（4）穴位注射法　穴位注射法是按照所选穴位的主治功能和药物作用于经络、腧穴或压痛点、皮下阳性反应点上。该方法集针刺、穴位、药物为一体，不仅有扩大药效作用，且相较常规注射起效时间更短。

李志锋用加味半夏厚朴汤联合穴位注射治疗非糜烂性 GERD，实验组服用半夏厚朴汤联合向内关、足三里局部注射药物（维生素 B_{12}），对照组仅使用西药治疗。对照组、实验组患者治疗总有效率分别为 85.45%、96.36%，差异显著（$P < 0.05$）。

（5）穴位埋线法　穴位埋线疗法是将不同型号的羊肠线或可吸收性外科缝线，根据中医辨证论治埋入所需的穴位，通过羊肠线对穴位的持续理化刺激作用，有其独特的治疗效果，适用于 GERD 久病不愈者。

黄海舸等发现，穴位埋线联合奥美拉唑治疗 GERD 较单纯口服奥美拉唑对改善患者 GERD 相关症状疗效显著，其机制可能与降低血管活性肠多肽（VIP）含量，提高食管下括约肌压力相关。

2. 灸法治疗　"药之不及，针之不到，必须灸之"。灸法是中医外治特色疗法之一，《神灸经纶·说原》云："灸者，温暖经络，宣通气血，使逆者得顺，滞者得行。"可见，灸法温经通络、行气化瘀的效果很好。临床上使用灸法治疗 GERD，常选取脾俞、胃俞、足厥阴肝经、足阳明胃经穴位，以及任督二脉中靠近脾胃处的穴位。

（1）传统艾灸　汪红认为施用灸法可辅助治疗 GERD，常用穴位为神阙、关元、气海等，每天或隔天1次，每次15分钟，意在重振脾肾阳气，调整脾胃功能，恢复脾胃升降功能。

覃信用背俞艾灸疗法治疗GERD，以足太阳膀胱经的肝俞、胃俞、脾俞为主要穴位。治疗过程中的温度以受试者能耐受为度，灸至皮肤潮红为佳，时间约为20分钟。嗳气、打嗝严重者，可加膈俞；口苦甚者，加胆俞；伴有耳鸣、焦虑抑郁者，加肾俞。每天1次，疗程14天。研究表明，背俞艾灸疗法能明显改善GERD患者反酸、胃灼热、胸骨后疼痛等反流症状及伴随症状，且在改善GERD患者的伴随症状方面优于单纯西药治疗。

李永红研究发现，较西药治疗组，使用艾灸治疗（中脘、天枢、神阙、内关、足三里）可更好改善RE患者临床症状、促进受损黏膜修复。治疗结束后随访3个月、6个月，两组患者复发率治疗组均低于对照组（$P < 0.05$）。

（2）穴位贴敷法 穴位贴敷法是灸法的延伸，是基于"理本内治，用本经络，药同内治"的理论，通过药物和腧穴共同作用，使药效渗透于经脉，通过经络传达，改善气血运行，调整人体阴阳，达到防治疾病的目的。该法药物组方多以生猛燥烈、有刺激性、芳香走窜为特点。因其既有药物本身的药理作用，又有药物对穴位的刺激作用，发挥双重叠加效应，方法简单易行，更易被患者接受。

有学者选用香附、青皮、槟榔、木香、枳壳、厚朴中药颗粒剂，按等分比例，以温水调匀，制成直径约1.5cm的药饼，将药饼贴敷于固定穴位。研究显示，其具有促进胃肠道动力，减少腹胀、嗳气等消化道不良反应，促进胃排空，减少胃食管反流的功效。

（二）推拿治疗

1.腹部推拿法 唐代孙思邈曾提出"发常梳，齿常叩，耳常弹，腹常摩"。其强调了腹部推拿法在防治疾病中的重要性。腹部推拿法在GERD治疗中显示出明显的优势。有研究证实，通过按摩腹部能增强迷走神经兴奋性，促进胃肠蠕动，加速胃排空，降低胃食管反流的发生率。

2.穴位按摩法 该疗法以经络腧穴学说为基础，以按摩为主要施治方法，通过刺激特定穴位，激发经络之气，达到通经活络、扶正祛邪的目的。研究显示，支配胃和食管的交感神经起源于 $T_5 \sim T_9$ 节段，胃和食管的病变可在相应的位置上呈现阳性反应点，对这些阳性反应点进行按摩刺激，可起到调和脏腑阴阳、调节脾胃功能、疏通经络、促进气血循环的作用。

3. 药穴指针法 该疗法是将药物及穴位联合，运用推拿手法，以指代针的一种新型外治法，基于"以俞调枢"理论构建，将药液涂抹于足太阳膀胱经的脾俞、胃俞、胆俞、肝俞等穴位，施之以按、揉、叩、捏等操作手法，调节足太阳膀胱经以影响任督二脉的升降，以恢复脾胃气机的治疗手段。

李洁等通过临床观察发现，药穴指针治疗 GERD 效果优于单独使用中药治疗。陈玲等用药穴指压疗法配合中药汤剂治疗 GERD，与单独使用中药相比，药穴指压疗法能更好地改善患者食管动力，增强食管体部蠕动强度，提高括约肌功能。

4. 整脊疗法 整脊疗法原是治疗脊柱相关疾病的常用手段，通过特殊的手法使病变椎体邻近的脊髓、神经根和血管等受到的牵拉和压迫缓解，与此相关的器官和神经系统随着局部的炎症充血、水肿的缓解或消失，恢复正常生理功能而达到治疗目的。研究显示，部分内科疾病应用整理疗法也会产生独特的疗效。

张东磊应用针灸结合整脊治疗非糜烂性反流病，结果显示，针刺结合整脊能激发督脉阳气，不仅对 NERD 患者反酸、烧心、非心源性胸痛等症状有很好疗效，且对改善患者焦虑、抑郁状态及生活质量也有明显作用，优于单纯针刺组。

四、各家流派治验经略

（一）孟河医派关于胃食管反流相类病症治验经略

孟河医派起源于明末清初的江苏常州孟河，以其精湛的医术、成熟的学术思想及丰富的临床经验而闻名。孟河医派善于化裁古方，博众学、融时论，在兼收各家之长的同时，逐渐形成了具有自身特色的诊疗经验。孟河医派特色之一是注重调补脾胃。历代医家十分重视脾胃学说，在辨证立法及遣方用药方面具有鲜明特色，治疗上重视顾护脾胃功能，在脾胃学说方面贡献巨大。对于GERD及类似病症的论治，孟河医派历代医家均有较好的临床疗效。

1. 孟河四大医家治疗经验

（1）病机认识　GERD是西医学的疾病种类，古代医家对之没有详尽的认识，但从经文或医案叙述中可以找到散在与胃食管反流有关的名词及与胃食管反流类似的病症。在孟河四大医家医籍中记载的与胃食管反流类似的病症，有吐酸、嘈杂、噎膈、胃痞、胃脘痛、胸痛等。孟河四大医家在辨治相似病症时，认为腹痛、胸痛、恶心、嗳气往往同时责之于肝、胃，反酸多责之于胃。另外，从脏腑、气血、阴阳、寒热、痰湿多方面综合考虑，他们认为GERD相似病症病位多在于肝、胃，主要病机是肝、胃不和，以及痰湿阻胃、胃气上逆、营血不足。

（2）经验及用药特点　抑木和中、化痰利湿、泻肝理脾是孟河四大医家在治疗GERD相类病症的基本治则。在此基础上，他们遵循寒者温之、热者清之、虚者补之的原则。处方用药上以和缓为特色，药性以平为主，慎用苦寒，但不畏温热，常用抑木和中汤、戊己丸、二陈汤加减。四大医家在辨证用药方面都显示了孟河医派"和法缓治"的医派特色。

2. 孟河医派传人治疗经验

（1）颜正华　江苏丹阳市人，为孟河医派的传人，被评为首批"国医大师"和"首都国医名师"。颜正华教授从事中医药教学与临床70余载，临床经验丰富，尤其对消化道疾病的诊治有较深造诣。他对GERD有着自己独特的见解。

1）病因病机：颜正华教授认为，GERD的发生主要由情志不遂、饮食失节、久病体虚等导致肝胃不和、脾胃升降失司、浊气上逆而发病。本病的主要病机是肝胃不和。反流现象是由胃气夹肝胆浊气上逆所致。胃乃六腑之一，胃气上逆不仅与肝郁密切相关，与腑中浊气不降亦相关。此外，若患者禀赋不足或久病体虚，脾胃虚弱，气血失和，久病入络，血瘀气滞,亦可加重病情。

2)治法治则:本病的治疗关键是肝胃同治,各有所重。颜正华教授擅用理气疏肝、通降和胃、肝胃同调疗法。腑气通则胃气降,胃浊降则脾气升,中焦枢转得利,肝胃协调,诸症则消。凡肝胃不和、脾胃不和或胆不和,均应在疏肝调气中辅以通腑降浊,通肠腑,降胃气,则事半功倍。

在治疗药物的选择上,颜正华教授主张忌刚宜柔、升降相因,药性以轻灵、流通见长,辅以通腑泻浊,使气机顺畅。此外,他指出反流性食道炎治疗效果与气血运行通畅直接相关,医者临证需要观察患者气血,根据瘀血的轻重选用药物,理气的同时应注重脉络血行。

3)辨证论治:若因情志不遂而见脘腹胀痛、烧心或脘腹胀痛窜及胁肋、反酸、呕逆、嗳腐等,证属肝胃不和,治以理气疏肝,通降和胃,方选柴胡疏肝散加减。

若见反酸、烧心、胃胀、口干渴、身烘热等,证属肝胃郁热,临床上颜正华教授常以左金丸为主方,并根据症状调整左金丸中黄连、吴茱萸比例。若肝郁化火犯胃者,即重用黄连,少用吴茱萸,两者比例为2∶1或3∶1;若属寒热错杂者,两药的用量即随寒热的变化而增减;若寒热相当者,则两者等量,如此每能取效。

若见胸骨后烧灼感及疼痛反复发作,入夜尤甚,或见呕血、黑便者,证属气滞血瘀,颜正华教授常用香附、枳壳、陈皮、川芎、赤芍、白芍、丹参、延胡索、失笑散、当归、大黄、乳香、没药等理气活血治胃,临床上根据瘀血的轻重选用药物。

(2)单兆伟 江苏省名中医,第四、第五批全国老中医药专家学术经验继承工作指导老师,中华中医药学会脾胃病分会名誉主任委员。他长期从事中医脾胃病理论、临床和实验的研究工作,对GERD有着丰富的临床经验。单兆伟教授为孟河医派传人,秉承孟河医派核心思想,辨证精准,用药轻灵,疗效显著,深受广大患者的信赖。

1)病因病机:单兆伟教授认为,GERD多由情志不遂、饮食失宜,或先天不足、脾胃虚弱等导致脾胃运化失常、浊气上逆而发病。其中,饮食不节及情志失调为最主要病因。本病病位虽在食管,但与肝及脾胃息息相关。李东垣曰："内伤脾胃，百病由生。"故单兆伟教授认为本病以脾胃虚弱为主，肝郁、痰浊、火热、湿瘀为标，病理性质为本虚标实，气机失调贯穿疾病始终。本病初起，多在气分，属肝脾气结，痰气交阻，或湿热蕴结，或胃阴被耗，食管涩滞；迁延日久，则深入血分，可及络脉，致痰瘀交阻。

2）治法治则：单兆伟教授认为，本病以脾胃虚弱为本，阴火邪浊上逆为标，治疗上主要采用健脾、和胃、通降等法，在治疗时辨清寒热虚实，时时顾护脾胃。他临证以健脾益胃、调畅气机立法，组方遣药主张轻灵、平和的孟河医派特色。

3）辨证论治：肝郁气滞者宜疏肝行气、制酸护膜，他在临床中自拟方柴芍护膜汤，药用柴胡、黄芩、川芎、法半夏、太子参、炒白芍、麸炒枳壳、煅乌贼骨、白及、甘草等。

胃热津伤者，治以养阴增液，通利膈咽，方用麦门冬汤合益胃汤加减。其中，半夏、麦冬两者相合取叶天士"益胃汤"之意，顾护胃阴。若阴伤较重、病史较久者，则用一贯煎加味；大便干结难解者，加瓜蒌仁、火麻仁；夜寐不安者，加酸枣仁、夜交藤；疼痛较著者，加金铃子散、失笑散；呃逆呕吐者，合橘皮竹茹汤。

痰湿交阻者，治以行气化痰，和胃降逆，方用半夏厚朴汤加减。抑郁睡眠欠佳者，加合欢皮、玫瑰花宽胸解郁；梗阻较明显者，加石见穿、威灵仙；血瘀较甚者，则合启膈散，加炙刺猬皮。

气虚湿困者，治以益气理脾，渗透利湿，方用自拟芪芩乌贝汤加减。药用黄芪、麸炒白术、法半夏、麦冬、炒黄芩、仙鹤草、薏苡仁、乌贼骨、浙贝母、白及、木蝴蝶等。

气滞血瘀者，治以通络透邪，活血化瘀，方用启膈散加减。

寒热错杂者，治以辛开苦降，方用半夏泻心汤加减。

以脾胃气虚为主者，治以益气健脾，和胃降逆，方用香砂六君子汤加减。脾胃虚寒者，方用黄芪建中汤；夹湿热者，加藿香、佩兰、苍术、厚朴；脘胀明显者，加枳壳、白术；嘈杂明显者，加淡豆豉、栀子。

4）诊治特色

舌镜互参，病症结合：单兆伟教授认为，舌象能客观地反映人体脏腑虚实、正气的盛衰、津液盈亏、病邪浅深、病情进退。单兆伟教授在查看舌象时，尤其强调对舌质、舌苔及舌下络脉的观察。若舌红、苔黄腻，多属脾胃湿热；舌苔厚腻，多属湿邪困脾；舌淡、边有齿痕，多属脾胃虚弱；舌红而苔干中有裂纹或花剥，多属胃阴不足；舌有瘀斑瘀点或舌下络脉色深紫、充盈增粗增多，多属血瘀。

单兆伟教授认为食管黏膜的破坏程度及性状，对判断病邪深浅及性质有很大的辅助作用。若病在气分，内镜下一般无黏膜破损；若肝胃郁热，食管黏膜红色较深，出现糜烂、小溃疡，并伴有充血、水肿；脾胃虚弱，内镜下多见食管黏膜溃疡及糜烂，少见黏膜充血、水肿，食管下段色灰白色、质粗糙，伴纤维样改变；若见食管黏膜溃疡、充血，下段及贲门处出现异型增生，则为痰瘀交阻之象，此时病情较重，治疗除活血化瘀、制酸护膜外，还需佐用益气扶正、防止癌变之品。他临证时注重舌镜互参，辨病辨证结合，综合判断，紧扣病机，指导用药，每获良效，又为中西医结合治疗 GERD 开拓了临床科研思路。

巧用药对：单兆伟教授治疗脾胃病时善用药对，常用药对有数十种。

海螵蛸 – 浙贝母：两者为单兆伟教授治疗 GERD 引起反酸、烧心的常用药对。海螵蛸制酸止痛，浙贝母清热制酸护膜，化痰散结，两者取"乌贝散"之意，相伍使制酸和胃护膜力增。现代药理研究表明，乌贝散止酸作用可替代 H_2 受体拮抗剂和质子泵抑制剂等制酸剂。

薏苡仁 – 白花蛇舌草、仙鹤草：薏苡仁健脾渗湿，白花蛇舌草清热解毒，仙鹤草补虚且活血祛瘀止血。现代药理研究表明，薏苡仁、白花蛇舌草、仙鹤草均具有抗癌作用。三者合用，可防止 GERD 伴食管黏膜异型增生者发生癌变。

黄连 – 紫苏叶：两者配伍取"连苏饮"之意。黄连、紫苏叶一苦一辛，一寒一温，同用具有辛开苦降、平调寒热之功，虽只两药，四法具备，祛邪中寓调和之治，调和中含祛邪之法，常用于湿热困阻中焦之脘闷不适、恶心欲吐等。因黄连苦寒，容易败胃，医者用之取量极轻，一般为 1～3g，紫苏叶用至 10g，或取两者泡茶饮用，中病即止，不可久服。

百合 – 首乌藤：百合养阴润肺，清心安神。单兆伟教授在临床中发现百合尚可和胃止痛，具有调节内脏自主神经功能紊乱的功能，对胃肠动力不良有较好的治疗作用；首乌藤养心安神。单兆伟教授常用两者相伍和胃养心安神，多获良效。

（二）新安医派关于胃食管反流相类病症治验经略

新安医学是中国传统医学重要组成部分。新安医学从古至今，名医辈出，为中医学的发展作出了重要贡献。新安医家精研脾胃，上宗《黄帝内经》《难经》，下法仲景，旁参朱丹溪、李东垣之说，肇启于汪机之温补培元法，以汪机众多的弟子门生为主体。此后，明清众多的新安世医名家均宗其法，形成了以调理脾胃为治法，注重培护脾胃元气，亦不忘护阴育阴，临床善用人参、白术、黄芪，以人参、黄芪为"补脾胃之圣药"，或温肾阳，或理脾阴，或倡脾胃分治，救护胃阴，以通为用的学术特色。

1. 叶天士 作为清代名医及温病四大家之一，叶天士博览群书、精益求精，不仅开创了卫气营血辨证，同时在各科疾病的治疗方面有诸多创见，为中医学的传承和发展作出了卓越的贡献。《临证指南医案》记载了大量有关 GERD 相关病症的医案及临证经验，从中可以窥见叶天士针对该类疾病的辨证论治及用药物规律。

（1）病机认识 叶天士认为，该类疾病病位主要在脘管，即西医学所述的胃、食管等解剖部位，而与肝、脾密切相关，多由饮食不节、情志不畅、外感六淫等因素引起，而情志内伤是引起该类病症的关键，正如其所言"肝为起病之源，胃为传病之所"。情志不畅，肝失疏泄，肝胃不和，胃失和降，胃气上逆则吐逆、吞酸、嗳气诸症皆起。叶天士对 GERD 相关病症中医病机的认识，主要包括肝胃不和，胃失和降；肝郁脾虚，脾胃运化失常；食伤脾胃，气机升降失职及年老体弱，胃阳衰败。

（2）治法

1）疏肝理气法：情志不遂、肝气郁结、肝胃不和、胃失和降者，治以疏肝理气。叶天士认为气郁伊始，非辛不达，须辛香透达，用药不可过补而碍气，擅用苏梗、乌药、香附、延胡索、柴胡、红豆蔻、枳实、木香、陈皮等辛香宣通之药，疏达肝气。若气郁日久，必从火化，易耗伤肝阴。此时，辛香宣通之药切不可再用，用之则更伤肝阴，以致他患，故叶天士常用白芍、麦冬、石斛、玉竹、生地黄等甘凉之品以柔肝养肝；用郁金、瓜蒌皮、川楝子、薄荷等辛凉之品以调肝。若肝郁脾虚，伴有腹胀、腹痛、便溏、纳差等，此乃肝郁克脾、肝强脾弱的表现，叶天士则用痛泻要方、逍遥散之类加减治之。

2）泄肝安胃法：叶天士非常重视肝胃关系，强调肝病传胃，多数病案属于肝胃阴液未亏、肝阳亢逆犯胃型。叶天士认为肝阳亢逆犯胃，诸气痹阻，气阻脘中，食少碍痛，胃口为逆。气火独炽之象，忌燥热劫津，治以平肝安胃。肝为刚脏，易于阳化，用药宜酸苦泄肝，但胃为肝气所伤，胃气失和，用药又须辛甘和胃，故在《临证指南医案》中最为常见的就是泄肝安胃法。泄肝如白芍、山栀、黄连、黄芩、代赭石等，安胃如半夏、吴茱萸、生姜、枳实、厚朴等，中虚必以人参通补胃气。

3）运脾降胃法：脾阳不足，水湿不运，凝阻于胃，即痰湿阻胃。叶天士认为胃之通降，赖于脾阳之温运，故首当治以温燥升运，常用人参、白术、陈皮、木瓜、炙甘草、半夏、茯苓、益智仁、厚朴、生姜汁、吴茱萸、公丁香、淡干姜等，方有平胃散、四苓汤、异功散等以温脾通胃。若脾阳不虚，胃有燥火，则应遵循叶天士首创的养胃阴之法，主方用麦冬、火麻仁、生扁豆、玉竹、桑叶、沙参、粳米、石斛等甘凉濡润之品，以养胃阴，津液来复，胃自然通降，腑以通即是补。

4）温通胃阳法：胃为阳土，喜润而恶燥，叶天士注重养胃阴以清补，但其医案中亦有由胃阳虚引起的 GERD 相类病症。若病久正气已衰，喜热恶寒，或年事已高，素体阳虚，此类胃阳虚衰者，不能收纳腐熟水谷，又脾生内湿，以致饮食入胃，不能运化，症见知饥不欲食、晨起吐痰沫、吞酸，腹中虚痛绵绵，脉濡自汗，口淡无味，大便不爽。腑阳宜温通，多用人参、生益智、桂心、良姜、干姜、淡附子等温通胃阳；但胃为燥土，喜凉喜润，不能一律用辛燥大热之品，故叶天士常佐乌梅、白芍、粳米以酸甘化阴，广皮、炒荷叶、豆蔻以醒脾化湿，生津益胃。

2. 徐经世 第二届国医大师，全国第二、第三批老中医药专家学术经验继承工作指导老师，兼任安徽省中医药学会顾问，肝胆病专业委员会主任委员。徐经世教授临床经验丰富，对消化系统疾病研究深入，对一些内科杂症提出新的诊治方法，尤擅长治疗疑难杂症。

（1）病因病机 徐经世教授认为，反酸多由情志失调、饮食刺激等使食管受损，脉络瘀滞，以致胸骨后灼热感与以泛酸、疼痛、嘈杂等为主要表现的内脏瘅（热）类疾病。七情内伤、肝气郁结是发病和复发的重要原因。病位虽在食管，但与肝、脾、胃等脏腑密切相关。病机以肝胃不和、脾胃升降失调、胃气上逆为主，痰、气、食、火、瘀互结于食管为关键，故治疗的基础原则为和胃降逆，常以疏肝和胃、化痰开郁、泻火降逆、行气活血、清胃益阴、益气健脾等为主要治法。

（2）诊治经验 徐经世教授认为，临床上若见上腹及胸骨隐痛不适，伴泛酸、嗳气，每因受凉诱发后加重，口干口苦，舌质红、苔滑，脉弦细者，当属肝胃不和，气机逆乱，治以疏肝解郁，和胃降逆，方用温胆汤合丹参饮加减。常用药物有竹茹、枳壳、苍术、陈皮、半夏、川朴花、海螵蛸、蒲公英、薏苡仁、丹参、檀香。竹茹滋阴和胃；枳壳下气破结；陈皮理气开郁，和胃降痰；海螵蛸降逆制酸止痛；丹参、檀香活血化瘀，理气止痛；川朴花疏肝理气合用，使逆气得降，肝气俱舒，从而使痰热得清，胃气得和，疼痛得消，呕逆得止。

（3）常用药对

1）葛根－代赭石：葛根原本为发散风热药，有解肌退热、透发麻疹、生津止渴、升阳止泻之功。徐经世教授认为葛根尚具有醒脾和胃、除烦止呕、调节内环境、平衡升降之功。代赭石味苦，有平肝潜阳、重镇降逆、凉血止血之功。徐经世教授常把两者相伍用于治疗反流性疾病，取其一升一降，俾使脾胃健而御肝乘，肝不乘而诸病愈。另外，徐经世教授在用葛根时必用煨葛根，《本经逢原》云："葛根轻浮，生用壮阳生津，熟用鼓舞胃气。"

2）黄连－红豆蔻：黄连味苦，性寒；红豆蔻味辛，性温。徐经世教授借左金之意，取红豆蔻散寒燥湿、醒脾和胃之功，佐黄连以辛通苦降，抑制肝木，如是寒温相配，用之以止呕逆、止吐酸。他在临证中凡遇患者因胃热出现呕逆、吐酸，必用红豆蔻10g，黄连3g，疗效确切。

（三）金陵医派关于胃食管反流相类病症治验经略

金陵医派的起源要追溯两晋南北朝时期的葛洪、陶弘景，而金陵医派真正产生是在晚清民国时期，出现了金陵四大家：张简斋、张栋梁、杨伯雅、随翰英。金陵医派随之自然形成。本书撷取金陵医派医家谢昌仁先生对 GERD 的经验治略。

谢昌仁：出身于中医世家。谢昌仁教授不仅继承家传，且在 40 多年临床实践中勤求古训，博采众方，擅长治疗脾胃病、时令病、中风及各种疑难杂症。谢昌仁教授对于消化系统疾病的辨治，更具独到的经验。

（1）病因病机　谢昌仁教授认为本病多因情志不遂、饮食失宜、劳逸不均或脾胃虚弱、药物损伤导致肝胆疏泄和脾胃运化失常，气机上逆。气郁、食滞、胃热、痰浊、正虚、血瘀是常见的病理表现。

（2）治法方药　谢昌仁教授认为本病在治疗上应以疏肝解郁、降气和胃为治逆之枢，清热化痰、行气通腑为治逆之要，益气健脾、化湿助运为治逆之本，扶正祛邪、行气化瘀为治逆之责。

谢昌仁教授认为肝胃不和、胃气上逆是 GERD 的发病之枢纽，治疗当以疏肝解郁、和胃降逆为枢要。他在临床上常用左金丸、柴胡疏肝散化裁。若肝郁日久化火，胃阴耗伤，则治以柔肝疏郁，益胃和中，方用戊己丸合一贯煎加减。

清热化痰、行气通腑是治疗 GERD 的一项重要法则。谢昌仁教授擅用连苏饮、二陈汤合麻子仁丸加减治之。若痰热互结，胸脘痞满，按之疼痛，治以清热涤痰，开胸散结，方用小陷胸汤或黄连温胆汤加味。若胃热偏盛，牙龈肿痛、口腔溃疡，治以清胃泻火，凉血养阴，方用清胃散或玉女煎。

脾胃虚弱为病之本，外寒、食积、痰浊、气逆为病之标，所以益气健脾、化湿助运是治疗 GERD 脾胃虚寒的治本之法。谢昌仁教授在临床上常用香砂六君子汤。

此外，由于 GERD 易反复发作、长期不愈，可导致损害部位的慢性炎症、溃疡、瘢痕、狭窄甚至癌变。因此，扶正祛邪、行气活血、抗癌防变是治疗本病的重要治则。谢昌仁教授常用启膈散、通幽汤之意化裁。

（四）海派中医关于胃食管反流相类病症治验经略

海派中医是指具有海派文化的上海中医药，是我国近代中医学史上的一个独特现象，它形成于近代的上海。以当时上海的名医荟萃、流派纷纭、学术争鸣、中西汇通为特征，在我国中医药学的发展历史上占据着重要地位。本书撷取海派中医朱生樑教授对GERD的治验要略。

1. 朱生樑 主任医师，博士研究生导师，岳阳医院名中医、消化内科首席专家，师从上海名中医章庆云先生。他在从医期间，严谨治学，尽心竭虑，在GERD的治疗上积累了丰富的临床经验，也对GERD的中医诊治作出了较大贡献。

（1）病因病机 朱生樑教授认为，反流性食管炎的发生主要与酒食不节、情志失调、脾胃本虚或劳倦内伤等有关。朱生樑教授认为，食管为胃气所主，功能归于六腑，"传化物而不藏也"，该病病位虽在食管，属胃所主，但与肝胆关系密切。其病机为肝失疏泄、胃失和降。此外，反流性食管炎病变迁延日久，可由气滞而血瘀、气虚而致瘀，或郁久化热，耗伤阴血，津枯血燥而致瘀，从而加重病情。

（2）治法治则 治疗以疏肝理气、和胃降逆为原则。朱生樑教授强调"土木并调，兼顾虚实"需贯穿辨证论治的始终。在选方用药时，他注重诸药调和、寒热并用，认为用药太过温热有使气郁化热之弊，容易加重患者烧心、泛酸等症状；反之，用药太过寒凉则易损伤脾胃之阳。因此，用药需特别注意药物的寒热配比，防止过寒或过热。

（3）辨证论治 肝胃不和者，治以理气解郁，和胃制酸，方用柴胡疏肝散加减。

肝郁化火者，治以解郁泄热，和胃降逆，常用药物有柴胡、黄芩、旋覆梗、代赭石、川黄连、吴茱萸、生姜、煅瓦楞、延胡索、川楝子、丁香、焦山栀、乌贼骨、太子参、青皮、陈皮等。若因肝火过盛，症见烧心、泛酸较甚者，加珍珠母、夏枯草以苦寒泄热，重镇平肝，清火制酸。津伤口干者，选石斛、沙参、麦冬、玉竹、芦根等养阴生津；津枯肠燥、大便秘结、数日一行者，选全瓜蒌、望江南、虎杖、大腹皮、生决明子、生何首乌等清润降泄，行气通导；小溲短赤者，加车前子、车前草利尿清心。因浊邪郁热上犯合并咽喉症状、声音嘶哑者，选蝉衣、金银花、玉蝴蝶清热利咽，润肺化痰，解毒散结，通窍亮音。镜下或24小时pH值及胆红素检测见食管内胆汁反流、口苦呕恶者，选香附、郁金、龙胆草、黄芩、焦山栀等疏利肝胆，清热泻火。

食浊积滞者，治以行气消积，疏肝健脾，和胃降逆，常用药物有旋覆梗、代赭石、川黄连、吴茱萸、生姜、半夏、柴胡、延胡索、焦山楂、焦神曲、连翘、白术、茯苓、党参、青皮、陈皮、莱菔子等。泛酸嘈杂较甚者，可酌加煅瓦楞、乌贼骨；食积化热者，加黄芩、焦山栀清热消积；大便秘结、脘腹胀满者，选大腹皮、大腹子行气导滞；胃纳欠佳者，可予谷芽、麦芽消食健胃；嗳气呕恶者，加砂仁、白豆蔻行气止呕；夜寐不安者，予川芎、夜交藤活血散结，开郁行气，养血安神。

痰湿交阻者，予藿梗、苏梗、半夏、川芎、川厚朴、生姜、柴胡、延胡索、枳壳、佛手、白术、白芍、桂枝、茯苓、陈皮、大腹皮、党参等行气化痰，健脾利湿，和胃降逆。痰从热化者，可加全瓜蒌、象贝母清化痰热；痰气交阻、顽固不化者，常予苏子、白芥子、莱菔子降气豁痰，利气散结；大便次数多、便而不爽者，常予赤石脂、补骨脂、白头翁温涩清解并用，以收敛固涩，清热燥湿。

气滞血瘀者，治以开郁行气，活血化瘀，和胃降逆，常用药物有旋覆梗、代赭石、川黄连、吴茱萸、生姜、柴胡、延胡索、川芎、香附、当归、赤芍、白芍、枳壳、桃仁、杏仁、党参、丹参等。若由于瘀热内结，津枯血燥则见便秘，则予桃仁、杏仁濡血燥，润津枯，肃肺通腑，推陈致新，助胃气和降。若痰瘀互结，胸痛明显，常酌用炙没药、全瓜蒌、半夏活血通瘀，宽胸顺气，消痞止痛。对于胃镜检查合并Barrett食管患者，朱生樑教授常予莪术、八月札、半枝莲、白花蛇舌草活血消积，理气散结，清热解毒，抗癌防变；若镜下见食管黏膜苍白变薄，或伴萎缩性胃炎者，多以太子参、黄精益气养阴，健脾生津。

中虚气逆者，治以疏肝健脾，温中和胃，方用逍遥散加减。

2. 蔡淦　上海中医药大学教授,长期从事中医内科的医疗、教学和科研工作,临证遵循李东垣脾胃学说和吴鞠通"治中焦如衡"的学术思想,治疗各种疑难疾病,尤其善于治疗胃肠疾病。

（1）病因病机　蔡淦教授认为,先天禀赋不足、劳倦过度、饮食不节、大病久病之后,均能使脾胃虚弱,脾虚则肝木乘侮,肝失疏泄,胃失和降,生湿化热,痰火上逆,则出现反酸、嗳气、烧心、反胃等症状。蔡淦教授认为,本病为本虚标实之证,本虚责于脾,标实则分气、血、痰、湿、食,病机可概括为脾胃虚弱、土虚木侮、肝火夹浊邪上逆。

（2）治则治法　蔡淦教授在治疗上主张治从肝脾,证分虚实,灵活处方。他在临床上予健脾、和胃、疏肝以治其本,清热泻火、燥湿、化痰、消食、活血以治其标。此外,胃以降为顺,以通为用,通降是胃的生理特点,故蔡淦教授强调在治疗中要维持胃的通降功能,而疏肝健脾是必要的手段。正如《素问·五常政大论》所说:"其病留滞否塞,从木化也。"

（3）辨证论治　肝郁脾虚者,治以疏肝健脾,予柴胡疏肝散合香砂六君子汤加减;频频嗳气者,加厚朴、旋覆花、代赭石行气降逆;肝郁明显者,加娑罗子、地瓜蒌疏肝理气。

肝郁脾虚、兼湿热者,予香砂六君子汤合左金丸加减,健脾疏肝和胃,同时兼以清热祛湿。若见恶心欲吐者,加炒竹茹降逆止呕;泛吐酸水者,除常用煅瓦楞、海螵蛸、贝母外,蔡淦教授还喜用白螺蛳壳60g以制酸和胃,加强胃黏膜保护。

肝郁胃热者,予四逆散合清胃散加减以疏肝清胃热。若见心烦失眠、夜寐不安者,加百合、夜交藤、远志、柏子仁等养心安神;兼大便秘结者,常加桃仁、火麻仁、决明子、生何首乌等润肠通便。

脾虚肝郁、痰热交阻者,治以理气清热化痰,佐以健脾疏肝,药用连翘、蒲公英、黄连、石见穿清热解毒;半夏、陈皮、柴胡、枳壳、八月札、木香疏肝理气化痰;白术、茯苓、太子参、甘草健脾,共奏标本兼治之功。兼血瘀者,加丹参、桃仁、莪术等活血化瘀;伴疼痛者,加徐长卿、路路通等通络止痛;伴有咽部异物感等症状者,加木蝴蝶疏肝利咽。

（五）岭南医派关于胃食管反流相类病症治验经略

岭南地处五岭之南，又名岭表、岭外。岭南医学，源远流长，岭南地区，地卑土薄，人多中湿，具有独特的地域特色。此外，岭南地区属亚热带气候，热则耗气，湿则碍脾，炎热潮湿的气候容易导致脾胃功能运化失调。当地饮食习惯偏于生冷凉润，加之喜饮"凉茶""夜茶"，久而久之损伤脾胃。所以岭南地区医家在临证中，常从湿论治，重视调理脾胃功能，喜用岭南当地之生草药防病治病，显示了独特的岭南地域性特色。

劳绍贤：广州中医药大学教授，师从国医大师邓铁涛，对消化系统疾病的治疗有着极高的造诣。

（1）病因病机　劳绍贤教授认为，寒、热、宿食、痰饮、湿热等均能引起本病的发生。病因主要包括饮食不节、情志不调、复感外邪、脾胃虚弱等。劳绍贤教授在长期的临床实践中总结出 GERD 的基本病机为"脾虚不运，气机失调，胃失和降，湿热互结"。他强调本病的病机特点是肝、脾、胃气机失调，肝气郁结、脾气失运、胃气上逆而见呃逆、嗳气、反酸、恶心、呕吐等。因此，肝、脾、胃之气机失调为病机关键，湿、热为重要病理因素。

（2）治法治则　劳绍贤教授认为本病以湿、热为主，故治疗上主张分解湿热，尊崇叶天士"热自湿中而出，当以治湿为本"的思想。他重在治湿，同时调理肝、脾、胃以畅达气机，肝舒则脾健，脾健则胃和，浊阴得消。其中，脾、胃虚弱为发病的基础，气机失畅贯穿疾病始终。医者在治疗上应重在分解湿热，而长于调理肝、脾、胃，通达气机。气机通达则湿热可祛，可复脾胃运化之职。劳绍贤教授倡导要以"证为本、病为枢、症为标"的辨证思路贯穿治疗始终，处方用药撷古采今，善于运用岭南地道药材，显示了独特地域性特色。此外，清热祛湿是主要治疗思路，也符合岭南人民的体质特点。

（3）辨证论治　脾胃湿热者，治以清热祛湿，理气和胃，予自拟清浊安中汤加减，常用药物有白蔻仁、藿香、石菖蒲、佩兰、茵陈蒿、黄芩、薏苡仁、法半夏、厚朴、乌药、佛手、郁金。本方融芳香、淡渗、苦温燥湿于一体，诸药相合可达祛湿清热、运脾化浊兼和胃之功。反酸明显者，加乌贝散或瓦楞子、山栀子；腹胀明显者，加枳壳、大腹皮；腹痛甚者，则加野木瓜、救必应；便秘者，加枳术丸、地榆或绵茵陈；口干明显者，加芦根。

肝胃不和者，治以疏肝理气和胃，予四逆散加味，常用药物有柴胡、赤芍、玄胡、郁金、枳壳、木香、陈皮、柿蒂、紫苏梗等。柴胡、赤芍、玄胡、郁金疏肝理气，化脾和胃；枳壳、木香、陈皮、柿蒂、紫苏梗和胃降逆。口干口苦、舌红苔黄者，则加蒲公英、夏枯草、救必应。

脾胃虚弱者，治以健脾益气和胃，予香砂六君子汤加减。

胃阴不足者，治以养阴益胃，临床常予益胃汤加五爪龙、怀山药、佛手、甘松、郁金，在养阴益胃的同时又不忘疏理气机，气机得畅，病邪乃去。

（4）常用药对

救必应－两面针：救必应清热解毒，凉血止血，行气止痛；两面针行气止痛，活血化瘀，祛风通络。劳绍贤教授临床上常用两者来治疗脾胃湿热证之疼痛。救必应止痛力稍轻，主要治疗胃部疼痛；两面针作用较强，主要治疗肠道疼痛。两者配伍更增止痛之力。

素馨花－甘松：素馨花疏肝解郁，行气止痛，其疏肝止痛之力强于柴胡，且无柴胡劫肝阴之嫌；甘松具有疏肝理气、止痛开胃之效，性温而温中，有"理中"之意，但温而不燥。两药合用，共奏疏肝和胃、温中止痛之功。劳教授常用两者治疗疼痛属肝胃不和者。

莪术－半枝莲：现代药理研究显示，莪术提取物能够直接抑制肿瘤细胞增殖，诱导肿瘤细胞凋亡，同时还具有调节人体免疫力的作用；半枝莲的有效成分能抑制胃癌细胞增殖，并能抑制肿瘤血管的生成，具有多重抗肿瘤作用。劳绍贤教授认为此二药可谓抗癌之"引经药"，可以诱导药物药效直达病灶靶点，能增强防癌抗癌之力，临床上常用来治疗胃黏膜肠上皮化生、异型增生。

青黛－晚蚕沙：青黛与晚蚕沙是劳绍贤教授治疗溃疡性结肠炎的"圣药"。青黛性寒，晚蚕沙性温，用此二药包煎取汁用以灌肠，用法独特，一寒一温，既清热解毒，又燥湿化浊，泻而不寒，温而不燥，治疗溃疡性结肠炎必配伍用之，有事半功倍之效。

姜黄-薏米：劳绍贤教授常将姜黄配薏米用于治疗脾虚湿阻瘀滞所致的胃肠道炎性增生性息肉病变。姜黄破血行气，通经止痛；薏米清利湿热、健脾胃。两者相伍，祛邪而不伤正，效果较好。

（六）龙江医派关于胃食管反流相类病症治验经略

龙江医派是我国北疆崛起的中医学术流派，有着鲜明地域和黑土文化特色的学术流派。龙江医派在长期医疗实践过程中，用药考究，医家就地取材，吸纳本地区少数民族方药经验，凝聚成独树一帜的诊疗风格及用药特色，其学术思想鲜明、北疆寒地特点浓郁。

谢晶日：黑龙江省首位中医消化专业博士研究生导师、省级重点学科带头人、黑龙江省优秀中青年专家，一直从事医疗、教学及科研工作，积累了丰富的临床经验，在治疗消化系统疾病、内科疑难杂症方面形成了独到的诊疗特色，疗效显著、确切。

（1）病因病机　谢晶日教授认为，本病的发生与"郁"有关，受朱丹溪的影响，认为"郁"是一种病邪滞留的状态，因郁证致使气机升降失于常度，脾胃受邪，胃气上逆，而发为反酸，因此提出"无郁不成酸"。本病的病机演变是以"郁"为基础，气、血、痰、火、湿、食皆可"郁"而致本病发生，其中以气郁为先。本病基本病机为"胃失和降，气逆于上"，胃气上逆，酸腐秽浊随逆气上泛，故病吞酸或吐酸。此外，谢晶日教授强调，诸郁停滞与腑气不通两者互为因果，或是因为诸般郁滞而致使脏腑功能降低，故出现腑气不畅的征象；或是因为腑气不通，导致脏腑气机不畅，形成气郁，进而导致诸般郁邪停滞。所以腑气不通也是GERD的主要病因。

（2）治则治法　和胃降逆、通腑降气是本病的基本治法。因诸郁停滞和腑气不通是GERD的两个主要病因，在治疗时应该两者兼顾。所以谢晶日教授提出开郁通腑法治疗GERD，即开散郁结与通畅腑气相互配合。临床上谢晶日教授重用"通法"以夺其实，次以"疏法"以解其郁，木能疏土,土得木而达,疏肝健脾法贯穿始终,调和肝脾,使肝气得疏,疏泄胃土郁滞之气,则脾胃健旺。此外,谢晶日教授在治疗GERD时,不仅注重胃腑,还注重大肠、膀胱的腑气畅通与否。谢晶日教授提出,论治本病时要顺应六腑之性,"通"与"疏"相结合,使壅滞的酸腐秽浊下行、郁滞的逆气散解,则吞酸或吐酸自消。

（3）治法经验

疏肝健脾制酸：谢晶日教授善用柴胡、白芍、佛手、香橼等疏肝解郁,茯苓、砂仁、白术、薏苡仁健运脾胃,如此肝脾同调,诸症自消。若反酸、烧心严重者,谢晶日教授予煅海螵蛸、煅瓦楞子、煅海蛤壳和煅浙贝母以制酸。若病程日久、有血瘀症状者,谢晶日教授临床常用三棱、莪术、川芎、当归等破血行气。

消食和胃制酸：食郁者,予焦三仙、陈皮、鸡内金等消食导滞和胃,胃气通降得复,则受纳之水谷食糜通降下行。枳壳、厚朴、草豆蔻等可以促进胃动力,常随症加之。若肝郁较重者,则加大麦芽的用量,在健胃消食的同时,又可疏肝解郁。

化痰利湿制酸：痰郁者,治痰以理气为要,予半夏厚朴汤加减以奏解郁化痰利湿之效。湿热郁结者,加黄连、吴茱萸,意在取左金丸之意,黄连、吴茱萸的比例改为3∶1,旨在防止黄连太过于苦寒而伤胃。

通腑泻浊制酸：谢晶日教授在治疗时注重通畅大肠,以达到通降胃气的目的。大便干燥者,予火麻仁、郁李仁润肠通便;兼见里热者,佐加大黄,根据便秘程度的不同,大黄的煎服法各异。便秘较重者,大黄予以代茶饮;便秘稍轻者,大黄予以后下。兼阴津亏虚者,佐加玄参、麦冬、生地黄,即增液汤,以增水行舟,除去大肠腑中燥屎;排便困难而大便不干者,予枳实、槟榔下气消积;年老气虚而不便者,重用白术,佐纳枳实、茯苓健脾益气。

（七）其他医家关于胃食管反流相类病症治验经略

1. 徐景藩 全国白求恩奖章获得者,全国著名中医药学家,首届国医大师称号获得者,全国老中医药专家学术经验继承工作指导老师,江苏省名中医。徐景藩教授潜心研究脾胃病诊治60余年，对食管、胃肠、肝、胆、胰腺等脏腑病症形成独特见解和辨证方法。他不仅融会贯通吴门医派与孟河医派的学术思想，又衷中参西，形成了诊疗脾胃病的独特学术思想。

（1）病因病机　徐景藩教授认为，反流性食管炎病因主要有饮食不节、外感六淫、忧思过度、脾胃虚弱等，病机总属胃失和降、气机失调，病位在食管，与胃、脾、肝关系密切。徐景藩教授认为肝气郁滞为本病发病的基本因素，是病机之关键。本病常以气郁为先导，气郁导致郁热、痰聚、血瘀。其病变程度以气郁为轻、血瘀为重，尚有少数患者痰瘀互见，临床上更应辨分主次，妥为调治。

（2）治则治法　治疗上，徐景藩教授强调应着重调理胃、脾、肝三脏，以降、和、消为治疗大法。降法如和胃降逆、升脾降胃，和法如疏肝和胃、清肝和胃、调和身心，消法如消食化积、消痰化气、活血消瘀。他独创了糊剂卧位服药法以顾护食管黏膜，在辨治反流性食管炎的独到见解和丰富的临床经验值得吾辈学习和推广。

（3）辨证论治　气郁者，治以理气解郁，和胃降逆，以木香调气散、吴氏新制橘皮竹茹汤、解郁合欢汤加减。因心肝气郁、心神失养者，可佐甘草、小麦、大枣以甘缓养心；嗳气频多者，可用和胃降逆之品，如橘皮、枳壳、刀豆壳、沉香、柿蒂、代赭石等。除汤剂外，可配用"磨饮法"，用沉香或刀豆子水磨服之，药末粉细小，作用较好，亦可以乌药、白檀香等代替沉香。

痰气交阻者，治以理气解郁，化痰散结，方用半夏厚朴汤加减。

肝胃郁热者，治以清泄肝胃，和胃降逆，予左金丸、大黄甘草汤、济生橘皮竹茹汤等加减。

若见吞咽干涩不利、口咽干者，可酌加麦冬、玉竹、沙参、生地黄等；胃热偏盛、大便干结者，加大黄；胆汁反流口苦较甚者，可酌加青蒿、海金沙、炙内金；气滞血瘀者，治以行气化瘀，予血府逐瘀汤加减；兼见冠状动脉供血不足而连及心前区疼痛者，多加娑罗子、橘络宣通心脉、食管。

（4）治疗特色——浓煎糊剂，卧位服药　凡是食管有炎症（包括食管憩室炎）、溃疡，治疗药物力求能在食管稍稍停留，使药物对食管黏膜直接起作用。徐景藩教授从临床实践中总结出了"糊剂卧位服药法"。根据病症而处方，汤药要求浓煎，每次药液中加入藕粉1～2匙。如无藕粉，可用山药粉或米粉代替，药物在藕粉糊剂黏性的作用下可在食管炎症、溃疡处停留较长时间，从而增强食管黏膜对反流物损害的防御功能，即"护膜法"。藕有清热凉血之功，藕粉性黏，兼能护膜，该法对烧心、胸骨后灼痛、嘈杂等"热"性症状收效甚佳；若有血瘀之证，可加三七粉、白及粉各2.5g。人在直立或坐位时服药，经食管而入于胃中，所以徐景藩教授嘱患者改为卧位服药，加上粉糊的黏性，可利于直接作用于病所。服药体位也有讲究，嘱患者卧位（头低脚高位）、临睡前服用，服后半小时内不饮水，如病者卧位服药感不方便，亦可采取小口频频咽服，但不可一饮而尽。

2. 唐旭东　中国中医科学院西苑医院院长，博士研究生导师，中国中医科学院科学技术委员会委员，师从董建华院士。唐旭东教授在继承和发扬中医脾胃病学说理论，以及运用中西医结合的方法防治GERD、慢性胃炎、食管与胃的癌前病变、消化性溃疡、慢性肝病、慢性胰胆疾病、结肠炎及肠易激综合征等消化系统常见病、难治病方面取得了较好的成绩。

（1）病因病机　唐旭东教授认为，本病发生多与暴饮暴食、平素急躁或抑郁、素体羸弱等有关。根据其临床特征，主要病机是各种病因导致胃失和降，浊气上逆。GERD发病的根本病机在于胃失和降、不降反逆。

（2）治则治法　胃分三脘：上脘主受纳，接受、容纳食物；中脘主腐熟；下脘主通降。唐旭东教授认为，在受纳、腐熟、通降三者之中，通降是核心。治疗上以"通降法"为核心。通降法主要以行气降胃为根本，根据临证特点可佐以疏肝清热、补土温中、化湿清热、柔肝养阴等药物，使脏腑相协，升降有序，而终以"通降"为目的。唐旭东教授在治疗本病时，以"通降法"思想贯穿辨证、遣方、用药始终，临床疗效显著。

（3）辨证论治　肝胃不和者，治以疏肝解郁，和胃通降，常用药物有香附、紫苏叶、紫苏梗、枳实、清半夏、厚朴、柴胡、黄连、吴茱萸、乌贼骨等。若胸骨后或胃脘部疼痛者，可加川楝子、延胡索；大便秘结不畅者，加瓜蒌、决明子；嗳气频作而不降者，加柿蒂、沉香（粉）；伴脘腹胀满者，加香橼、佛手；肝胃不和兼有郁热、反酸甚者，加龙胆草、浙贝母。

寒热错杂者，予以法半夏、黄连、黄芩、炮干姜、党参、乌贼骨、滑石、枳壳、豆蔻等药物，以奏辛开苦降、寒温并用之功；烧心、反酸重者，加龙胆草、吴茱萸；胸闷胸痛明显、胸脘胀满者，加丹参、砂仁、降香；畏寒肢冷、大便溏泻者，减少苦寒之品，加制附子、肉豆蔻。

此外，唐旭东教授常用黄芪、党参、炒白术、茯苓、法半夏、木香、砂仁、乌贼骨、黄连、干姜、甘草等治疗脾虚气滞证，在健脾益气的同时，不忘理气和胃。呕吐清水者，加竹茹、生姜；神疲乏力、大便溏薄者，加炮干姜、车前子；胀连肋胁，或背痛者，加川楝子、延胡索。

3. 余绍源 广州中医药大学教授，博士研究生导师，广东省名中医，从医多年，学识渊博，医术精湛，擅长内科疑难杂症，尤其是消化系统疾病的中医、中西医结合诊治。余绍源教授对消化系统疾病，尤其是脾胃、肝胆病的生理病理和辨证用药有深入的研究，积累了丰富的临床经验。

（1）病因病机 余绍源教授认为，本病的典型症状是烧心，或伴反流，病位在食管，而关键脏腑在肝、脾胃。情志失调、素体阳旺、饮食偏嗜等均可导致本病的发生。病机关键在于"逆"字，尤其强调肝气（火）上逆、胃气（火）上逆，其中火热占据重要的地位。余绍源教授认为具有腐蚀性的胃酸属于中医学"火热"之邪。GERD以热证为主，而火热又有实火、虚火之分，往往虚热与实热夹杂。因此"火热"在本病的发生发展中起重要作用。

（2）治法治则 余绍源教授认为，治疗上以去其火势为要，辨病与辨证相结合，降其逆气，兼以制酸。火热是GERD发生发展的主要因素，因此，清热之法对本病的治疗尤为重要。

在治疗肝火方面，余绍源教授主张结合肝的生理、肝火产生的原因及病理特点，根据病情酌情选用疏肝理气、清泻肝火、柔肝敛肝之品。对于肝火内盛实证，则用苦寒降泻之品清泻肝火，寒以泻火，苦降火势，如牡丹皮、栀子、龙胆草、黄芩、夏枯草、菊花、蒲公英等。而肝火常起于郁，肝气不疏达则火难灭，因此，必须配伍辛散疏达之品以调畅气机，清疏并用，常佐以柴胡、佛手、川楝子、香附、延胡索、郁金等疏肝之品。临床上还要注意甘缓柔肝、甘润和胃，以防肝火易伤肝阴、灼胃阴，药用白芍、木瓜、枸杞子、生地黄、沙参等。对于肝阴虚火旺者，则以养肝阴、敛肝阳为主，方用一贯煎。中焦蕴热者，常夹杂湿、滞等，在清热的同时应注重疏通气机，消其湿滞，并承胃气下降之性推陈致新，引湿浊食滞下行，给邪以出路，方药以黄连温胆汤、泻心汤类为主，常用竹茹、蒲公英、芦根等甘寒之品，清胃热化湿而不伤胃阴。胃火亢盛，伴牙龈肿痛、口腔溃疡热痛、大便难解等热象明显者，则用石膏、知母、黄连等苦寒之品以泻胃火。由饮食不慎而发病者，常以布渣叶、谷芽、麦芽、山楂等消食化积。

对于中虚生热者，虽有内热之象而又兼疲倦乏力、纳呆便溏、不耐寒温等虚象，可参李东垣"以辛甘温之剂，补其中而升其阳，甘寒以泻其火"之法，当补中升阳，健脾助运。所谓"厚土敛火"，方选香砂六君子汤、丁蔻理中汤、黄芪建中汤等。GERD热证多为虚热与实热夹杂，医者临证须分清实火、虚火之主次，既不可盲目滥用苦寒清热之品伤其中气，也不能急于进补而"火上浇油"。

气逆是本病基本病机，因此以和胃通降为治疗关键。脾宜升则健，胃宜降则和，余绍源教授调理脾胃气机多以苦辛药对配伍，如黄连与吴茱萸，黄连与木香、厚朴，干姜与黄芩、黄连，半夏与黄芩，辛以助脾健运升清，苦以助胃祛邪降浊，共调升降之气。他以降逆和胃法贯穿始终，根据胃通降不及、胃气上逆程度，酌情选择理气降气药，如厚朴、枳实、枳壳、槟榔。

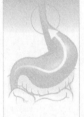

第三章 胃食管反流病的西医诊断与治疗

第一节　胃食管反流病的西医诊断

一、发病机理

目前胃食管反流病（gastroesophageal reflux disease，GERD）的发病机理尚未完全明确，一般认为发病机理可能与抗反流屏障结构异常、食管下括约肌（lower esophageal sphincter，LES）功能障碍、食管清除作用降低、食管黏膜屏障功能降低、胃排空延迟、反流物的直接侵袭等相关。

（一）抗反流屏障结构与功能障碍

抗反流屏障位于胃食管交界处（esophagogastric junction，EGJ），主要由食管下括约肌（lower esophageal sphincter，LES）、膈肌、膈食管韧带、食管与胃底间的His角等构成。LES是一段位于食管远端、长1.0～3.5cm的环形功能性括约肌，主要作用是阻止胃内容物反流入食管，静息状态压为15～30mmHg，超过胃内静息压为一高压带，会直接影响抗反流屏障的动力，是抵抗反流的重要功能性屏障。有很多因素可以降低LES静息压力，如贲门失弛缓症术后、腹内压增高；如妊娠、肥胖、腹腔积液、便秘、呕吐、负重劳动等；缩胆囊素、胰高血糖素、血管活性肠肽等激素；高脂肪食物、巧克力等；钙通道阻滞剂、地西泮等。在上述因素作用下，LES静息压降低，食管黏膜受到反流物损伤，进而导致GERD。一过性食管下端括约肌松弛（transit lower esophageal sphincter relaxation，TLESR）被认为是GERD重要的病理生理因素之一。TLSER是指非吞咽诱发的LES压力迅速降低至胃内压水平，其发生机制包括咽反射、胃扩张、膈肌抑制、迷走神经调控等，进餐后胃扩张被认为是TLSER的重要发病机理。

TLESR 既是正常人生理性胃食管反流的主要原因，也是 LES 静息压正常的胃食管反流主要发病机理。

（二）食管清除作用降低

食管清除作用主要通过食管蠕动收缩及酸碱中和方式来完成。食管运动对反流物的清除起到至关重要的作用，有效的食管蠕动可清除约 90% 反流物，避免对食管黏膜造成损伤。

食管清除作用降低主要与食管运动障碍有关，常见于导致食管蠕动异常和唾液分泌减少的疾病，如干燥综合征等。研究显示，RE 患者的 LES 及食管体部动力严重受损，食管蠕动幅度明显降低、速度明显减慢，酸暴露时间较长，反流物对食管黏膜的损伤较重。因此，当食管的蠕动幅度减弱、消失或出现病理性蠕动时，其清除反流物的能力下降，导致反流物在食管内停留时间延长，进而对黏膜造成损伤。此外，发生食管裂孔疝时，部分胃经膈食管裂孔进入胸腔不仅改变 LES 结构，还降低食管对反流物的清除作用，从而导致 GERD。患有食管裂孔疝的患者与正常人相比，有更频繁的反流发作和更严重的食管酸暴露，内镜下也有更严重的食管炎症。

（三）食管黏膜屏障功能降低

食管黏膜屏障由覆盖于胃黏膜上皮细胞表面的黏液凝胶层、碳酸氢盐层、上皮细胞层及胃黏膜丰富的毛细血管网组成，具有减少反流物对食管黏膜损伤作用，使食管 pH 值维持在 2～3。24 小时食管内 pH 值监测表明，多数 GERD 患者食管酸暴露时间延长，削弱了食管黏膜的抵御能力。细胞分子学研究显示，高清晰内镜下可观察到 GERD 患者细胞间隙增宽，黏蛋白降解，导致上皮功能障碍，酸接触感觉神经末梢可引起胃灼热等临床表现。故而食管黏膜完整性受损是 GERD 的重要发病机理之一。内源性一氧化氮不但参与 LES 压力的调节，而且在 RE 的黏膜损伤过程中起重要作用；食管上皮细胞的增生和修复能力的减弱均是 RE 产生的重要因素之一。长期饮酒、吸烟、吃刺激性食物或药物也可使食管黏膜抵御反流物损害的屏障功能降低。

(四)胃排空延迟

胃排空延迟是 GERD 发病机理之一，胃排空延迟导致胃腔与食管下段静息压力之间压力梯度增大，胃残留容积及残留食物增加（即滞留时间延长），促进反流的发生。胃排空延迟还可表现为早饱、腹胀、嗳气等消化不良的症状。研究发现，胃排空延迟会增多 TLSER 的触发，增加餐后液体反流及混合物反流的概率，并且与正常健康人群相比，GERD 患者有更频繁的延迟性胃排空现象。

(五)反流物对食管黏膜的攻击作用

反流物中包含酸性及非酸性反流物，具有大量损伤黏膜的因子，如胃酸、胃蛋白酶、胆汁酸、胰淀粉酶等，这些因子可对食管黏膜造成不同程度的损伤。胃酸和胃蛋白酶是造成食管黏膜损害的主要原因。酸与黏膜接触后，黏膜局部血流增加，使食管黏膜对酸的敏感性提高，胃酸可降解黏膜连接蛋白，破坏黏膜屏障。食管黏膜与酸接触还会引起局部迷走神经末梢兴奋影响 LES 功能。食道远端异常酸暴露可直接或间接通过炎性介质刺激食管黏膜的感觉神经末梢，从而引起胃灼热、反酸等症状。近年来研究发现，含有胆汁和胰酶的反流物对食管黏膜也具有损伤作用，胆汁反流可导致食管黏膜炎症，而胆汁和胃酸具有协同作用，从而加重食管黏膜损伤。在酸性条件下（即胃内 pH < 3 时），胃蛋白酶原被胃酸激活为胃蛋白酶，反流入食管，进一步损伤食管黏膜。在碱性条件下，胆盐为主要损伤因素可引起胃灼热等症状。

二、临床表现及辅助检查

(一)临床表现

胃食管反流病（gastroesophageal reflux disease，GERD）临床表现多样，轻重不一，不同患者间差异较大。临床根据 GERD 症状发生部位及诊断相关性可分为典型症状、非典型症状和食管外症状，这些症状可单独出现,也可相伴出现。临床将 GERD 症状群进行客观的症状量化,制订症状量化评分标准量表,可在没有内镜检查条件、没有消化科专科医生的基层医疗机构使用,作为辅助诊断工具,也是一种实现患者自我评估症状的方法。目前,临床医生常用的症状量化评分标准量表是胃食管反流病问卷(gastroesophageal reflux disease questionnaire,GERDQ)(表 3-1)。此外,非典型症状和食管外症状是 GERD 的重要非特异性症状,归于 GERD 范畴前应先排除其他合并病因。

表 3-1 胃食管反流病问卷(GERDQ)

问题	症状评分(分)			
	0	1天	2~3天	4~7天
阳性症状				
您胸骨后出现烧灼感(胃灼热)	0	1	2	3
您感觉有胃内容物(液体或食物)上返至喉咙或口腔(反流)	0	1	2	3
阴性症状				
您感到上腹部中央疼痛	3	2	1	0
您感到恶心	3	2	1	0
阳性影响				
由于您的胃灼热和/或反流而难以获得良好的夜间睡眠	0	1	2	3
除医生告知服用的药物外,您额外服药(如碳酸钙、氢氧化铝)以缓解胃灼热和/或反流	0	1	2	3

注:询问患者就诊前 1 周内相关症状出现的天数;阳性症状是指支持 GERD 诊断的症状,阴性症状是指不支持 GERD 诊断的症状;阳性影响是指阳性症状对患者的影响;对于初诊患者,A+B+C≥8 分,提示 GERD 的诊断;C≥3 分,提示 GERD 影响生命质量;用于监测 GERD 治疗效果时,A 与 C 任何一项评分≤1 分,提示治疗有效;A 与 C 任何一项评分≥2 分,提示治疗方案需调整。

1. 典型症状 胃灼热和反流是 GERD 最常见和典型的症状,除外幽门梗阻或消化道梗阻的证据时,可做出 GERD 的初步临床诊断,且典型症状对药物治疗更为敏感。

胃灼热是指胸骨后或剑突下烧灼感或发热感，常由胸骨下段向上延伸。反流是指胃内容物在无恶心和不用力的情况下，涌入咽部或口腔的感觉，含酸味或仅为酸水时称为反酸。胃灼热和反流，均与饮食和体位相关，在餐后、饱餐、进食不当、大量饮酒后多发或加重，卧位、下蹲、弯腰或腹压增高等可诱发，部分患者胃灼热和反流症状可在夜间入睡时发生。

此外，部分患者有特征性临床表现，既往口服质子泵抑制剂（proton pump inhibitor，PPI）等药物可有效控制症状，停药后症状反复，存在药物相关的"开关现象"，可考虑确诊为GERD。

2. 不典型症状　GERD不典型症状包括胸痛、吞咽困难、胸骨后异物感、上腹痛、上腹部烧灼感、嗳气等。胸痛由反流物刺激食管引起，发生在胸骨后。严重时可为剧烈刺痛，可放射到后背、胸部、肩部、颈部、耳后，有时酷似心绞痛，可伴有或不伴有胃灼热和反流。由GERD引起的胸痛是非心源性胸痛的常见病因之一，临床必须先排除心肺疾病因素后才能行胃食管反流病评估。发生吞咽困难或胸骨后异物感，见于部分患者，可能是由于食管痉挛或功能紊乱所致，症状呈间歇性，可在进食后发生；少数患者吞咽困难是由食管狭窄引起的，呈持续或进行性加重。上腹痛、上腹部烧灼感、嗳气等也可见于部分GERD患者，可能是由于消化道功能紊乱所致，一般症状呈间歇性，进食固体或液体食物均可诱发。

3. 食管外症状　食管外症状是GERD重要组成部分，包括咳嗽、咽喉症状、哮喘和牙蚀症等，被称为食管外症状综合征，部分GERD患者以食管外症状为首发或主要表现。食管外症状综合征可由反流物刺激或损伤食管以外的组织、器官引起而加重，甚至反流是唯一病因。有学者提出胃食管喉气管综合征（gastroesophago-laryngotracheal syndrome，GELTS）的概念：由反流引起的以咽喉部为核心、常以呼吸道表现尤其是哮喘、喉气管痉挛为突出点的、涉及呼吸和消化两大系统和耳鼻口腔的一系列相应临床表现，或者是以胃食管交界区（gastroesophageal junction，GEJ）为启动器，以咽为反应器，以口鼻为效应器，以喉气道为喘息发生器的临床综合征，并将该综合征分为4期，即胃食管期、咽期、口鼻腔期和喉气管期。在

GELTS 基础上，我国相关学科专家进行了大量食管外症状的诊治。之后，该概念发展成为胃食管气道反流性疾病（gastroesophageal airway reflux disease，GARD），即消化道反流物对食管和气道等反流通道的刺激和损伤造成的不适症状、并发症和/或终末器官效应的一种疾病。除典型胃食管反流、反流性胸痛等症状外，还可表现为反流性咳嗽（gastroesophageal reflux related cough，GERC）、反流性咽喉炎（laryngopharyngeal reflux，LPR）、反流性哮喘（gastroesophageal reflux related asthma，GERA）等，症状可为偶发，也可频繁或持续，并且可引起反流相关的炎症、黏膜损伤、癌前病变乃至肿瘤。《胃食管反流病诊治指南》定义 GERD 为胃内容物反流至食管、口腔（包括咽喉）和/或肺导致的一系列症状、终末器官效应和/或并发症的一种疾病。此定义进一步明确了食管外反流是 GERD 的重要组成部分。

胃食管反流引起的以咳嗽（超过 8 周）为突出临床表现的临床综合征，又称为胃食管反流性咳嗽（GERC）。部分 GERD 患者无典型症状，咳嗽是唯一的临床表现，典型的 GERD 患者也常伴咳嗽。反流引起的咳嗽常发生于白天，站位或坐位，咳嗽持续时间可从数周到数年不等，以干咳为主，部分患者咳吐白色黏痰。抗反流治疗有效是诊断 GERC 最重要的标准，但抗反流治疗无效并不能完全排除 GERC 的存在，原因可能为抗反流治疗力度不够，或者内服药物治疗无效，或者非酸反流等。对于高度怀疑 GERC 的患者，可行诊断性治疗。诊断性治疗应持续 1～3 个月，部分患者甚至需要 2～3 个月咳嗽方能缓解。

胃食管反流刺激损伤咽部黏膜引起咽部异物感、反复清嗓、声音嘶哑、癔球感，被称为反流性咽喉炎（LPR），常发生于白天、站位或坐位。LPR 患者在喉镜下有一些特定表现，如假声带沟、环后区水肿红斑、黏膜肥厚、声带息肉和溃疡、喉室变浅或消失、咽部卵石样改变、弥漫性喉炎、肉芽肿、声门下狭窄等。但目前尚缺乏公认可用于明确诊断特异性喉镜下的表现，可活动多通道腔内阻抗和 pH 值监测是对 LPR 较好的诊断方法。

GERA 是食管外反流导致呼吸道即刻激惹和后继高敏状态，乃至防御功能完整性破坏，通过神经反射途径或免疫炎症途径诱发或加重哮喘样症状，严重者可发生吸入性肺炎或出现肺间质纤维化，甚至发生喉痉挛危及生命。GERA 属于胃食管反流病的食管外表现之一，目前认为诊断 GERA 需要注意以下几点：①哮喘与 GERD 相互影响。②哮喘常为多因素的疾病过程，GERD 可为其加重因素。③ GERD 较少成为哮喘的单一发病因素。④哮喘可能对 GERD 产生直接或间接影响。⑤若无胃灼热或反流症状，不明原因的哮喘可能与 GERD 无关。⑥针对 GERD 的药物及外科治疗方法，对于假定的 GERA 疗效并不确定。GERA 患者往往同时具备反酸、胃灼热、腹胀、嗳气等临床表现，但也有相当一部分患者只有很轻的反酸或胃灼热，甚至毫无消化道症状，称为"沉默型"胃食管反流病。一般来说，GERA 大多具备以下一些特点：①喘憋主要为吸气困难。②咳嗽、喘憋无明显季节性。③咳嗽、喘憋以夜间发作为主。④咳嗽、喘憋在平卧位易发，坐起后可减轻。⑤咳嗽、喘憋在饱食或进食辛辣食物后易发。⑥咳嗽、喘憋在憋气或嗳气后可减轻或缓解。⑦同时存在不明原因的咽喉炎，高度怀疑胃食管反流所致，表现为咽干、咽痒、咽异物感、声嘶、反复喉痉挛发作等。⑧经证实确实存在胃食管反流的其他食管外表现，如反流性鼻炎、鼻窦炎、中耳炎、牙蚀症等。⑨过敏原检查阴性或与过敏原接触后并无咳喘发作。⑩胸片、胸部 CT 等未发现肺部病变。

　　胃食管反流的胃酸造成牙齿硬组织（牙釉质和牙本质）中的羟基磷灰石的酸蚀脱矿而导致的牙齿表面硬组织的缺损，可称为牙蚀症。GERD 患者在夜间睡眠时胃液反流导致的牙齿酸蚀脱矿，可由于患者的睡姿不同，因而造成牙齿酸蚀脱矿的部位和程度在牙弓左右两侧并不对称，上下颌相对牙齿表面的磨耗量可完全不同，甚至一侧有严重的磨耗而对侧完全没有磨耗。胃食管反流引起的牙蚀症主要造成舌面和咬合面的缺损，发生缺损的部位可能和对颌无接触，导致磨耗面边缘圆钝，多呈杯状凹陷。根据磨耗发生的部位（location）、磨耗面外观特征（appearance）、上下颌相对牙齿的磨耗量对比（amount）、上下颌相对牙齿的磨耗面是否有咬合接触（contact）（LAAC 原则）对牙齿磨耗面特征进行检查，同时结合病史询问，就可以对胃食管反流病造成的牙蚀症有初步诊断。

对于病因不明、反复发作的食管外症状患者，特别是伴有反流和胃灼热症状，应考虑是否存在 GERD。

4. 重度 GERD 临床表现　多数 GERD 患者临床表现为轻度或中度，当存在以下情况则提示可能为重度 GERD，需要更积极的医疗干预：①频繁发作的症状影响患者的饮食、睡眠、工作、社交、心理等，降低患者生活质量和社会能力，严重的气道梗阻、哮喘发作、喉痉挛、吸入性肺炎和窒息等可能危及生命。②长期维持使用质子泵抑制剂（proton pump inhibitor，PPI）等药物而未能充分控制 GERD 的症状和 / 或并发症。③ GERD 专科评估检出重度食管炎、食管狭窄、长段 Barrett 食管、食管腺癌、大的食管裂孔疝、明显的食管酸暴露异常、肺功能严重受损、重度阻塞性睡眠呼吸暂停综合征（obstructive sleep apnea syndrome，OSAS）、严重支气管扩张、严重肺纤维化、声门下狭窄、声带白斑、咽喉肿瘤等。

5. 儿科 GERD 临床表现　不同专科所关注和熟悉的 GERD 症状和体征有所不同，特别是低龄儿童，GERD 表现明显有别于成人。胃食管反流多为婴儿的正常生理现象，超过 2/3 的健康婴儿曾有过胃食管反流症状，随着胃肠道的发育，10～12 月龄时，胃食管反流发生率降至 5% 以下。当胃食管反流引起一系列不良反应及并发症时可诊断为 GERD，表现为拒食、复发性呕吐、体重增长缓慢、易激惹、睡眠障碍、呼吸系统症状（上呼吸道感染、喘息）、吞咽困难（吞咽痛）、弓背体位（尤其是喂养时），进食时有梗噎、咳嗽、恶心等症状。

GERD 临床表现典型者易早期发现并诊断，2021 年美国胃肠病学会确立诊断流程，见图 3-1。

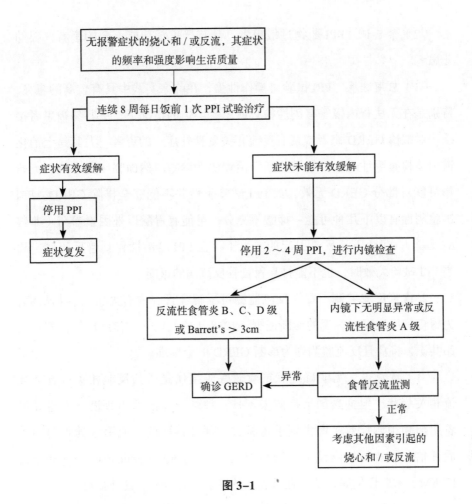

图 3-1

（二）辅助检查

1. 质子泵抑制剂试验 对于无典型反流症状的患者，如果呼吸道对症治疗效果不佳，亦可积极进行 PPI 试验。对表现为食管症状的患者，服用标准剂量 PPI，如奥美拉唑 20mg，每日 2 次，疗程 2～4 周，治疗的最后一周若症状完全消失或仅有 1 次轻度的反流症状，则可诊断为 PPI 试验阳性。对表现为食管外症状的患者，一般疗程至少 4 周。PPI 试验阳性的判断标准目前尚无共识。

（1）适应证 伴有典型反流症状（胃灼热、反酸），又缺乏报警症状（如吞咽困难、吞咽痛、出血、贫血、体重减轻）的患者，可行 PPI 诊断性治疗。

（2）禁忌证　PPI药物过敏患者，具有严重肾功能不全的患者，婴幼儿患者。

（3）应用进展　PPI试验可操作性强，在临床实践中具有较高的意义，特别是在无法行内镜等有创性检查或患者惧怕的情况下，更容易被患者接受。对拟诊GERD患者或疑有反流相关食管外症状的患者，尤其是上消化道内镜检查阴性时，可采用诊断性治疗协助诊断。然而临床上，抗反流药物可能对部分GERD无效，故PPI试验阴性并不能完全排除GERD。PPI试验阴性有以下几种可能：抑酸不充分；可能有胃酸以外因素参与（非胃酸反流）；症状不是反流引起的。由于存在PPI难治性胃食管反流病，故当PPI试验无效时，也不能排除胃食管反流病的可能。

2. 食管反流监测　食管反流监测可了解食管腔内有无胃内容物反流，为胃食管反流提供客观的诊断证据。2018年出版的《GERD现代诊断：里昂共识》将食管反流监测列为诊断GERD的金标准。

（1）适应证　需明确症状或食管黏膜损伤是否与反流相关；具有反流相关症状，但抑酸剂治疗效果不佳；评估反流的严重程度，以指导患者用药和预测疗效；胃食管手术相关的评估，如抗反流手术的术前和术后评估，以及经口内镜下食管肌层切开术（peroral endoscopic myotomy, POEM）术后评估等；功能性胃肠病的鉴别，如嗳气、癔球症等。

（2）禁忌证　鼻咽部或食管解剖结构明显异常；无法耐受导管；患有精神心理疾病或意识不清无法合作；自行拔管不配合检查。严重凝血功能障碍、重度食管静脉曲张、心肺功能不全者，应慎重进行检查。

（3）应用进展　食管反流监测可采用导管式监测或胶囊式监测。导管式监测时间一般为24小时；无线胶囊pH值监测时间最长达96小时。食管单纯pH值监测仅能检测酸反流，食管阻抗pH值监测可检测酸反流和非酸反流，还可区分反流内容物性质（液体、气体或混合反流），可提高GERD的诊断率。根据检测结果调整治疗策略，可提高治疗效果。若患者正在使用PPI，则需进行食管阻抗pH值监测用于评估患者症状难控制的原因。食管黏膜阻抗技术是近年来用于GERD诊断的新技术。在进行食管阻抗检查时，把金属环放置在食管监测导管上，相邻金属环在有物质通过时会形成电环路,以监测物质流动的技术。根据电环路的阻抗特征及变化,可分辨反流物性质、区别反流和吞咽。阻抗导管还可同时放置pH电极,结合反流物质的pH值鉴别出酸反流和非酸反流,称为联合多通道腔内阻抗–pH(multichannel intraluminal impedance-pH,MII-pH)检测。该技术通过检测食管黏膜瞬时阻抗值,反映食管黏膜屏障功能,进而判断是否存在长期慢性反流,检测方法微创、方便。

(4)主要结果分析方法

1)单纯食管pH值监测:食管酸暴露情况:食管动态反流监测没有直接量化反流至食管的胃液量,通常采用酸存在于食管内的时间评价反流的情况。酸暴露时间百分比(acid exposure time,AET)是评估食管酸暴露情况最常采用的指标,该指标是指pH值<4的总时间占总监测时间的百分比。AET值由软件自动分析生成,可重复性高。病理性酸暴露是指患者的胃食管反流超出生理范围,患者所出现的症状、食管黏膜损伤和相关并发症可能是胃食管反流引起的,即存在GERD。AET值超出正常参考值范围时,提示患者存在病理性食管酸暴露,可诊断为GERD。目前中国人群的AET正常参考值为<4%,当AET≥4%时,考虑存在病理性酸暴露,提示GERD诊断。2018年《GERD现代诊断:里昂共识》提出将阳性标准提高至AET>6%,目的是更好地筛选出真正的反流患者。

DeMeester评分:DeMeester评分是由总AET、立位AET、卧位AET、酸反流次数、长酸反流次数、最长反流时间6个食管酸暴露参数组成的综合评分。DeMeester评分≥14.72分,提示食管存在病理性酸暴露。

2)MII-pH监测:食管酸暴露情况:指标与单纯pH值监测的相似,但MII-pH监测得出的AET值通常低于单纯pH值监测的结果。总反流次数:总反流次数的定义为所有类型反流事件的发生次数总和。在分析总反流次数前,首先了解如何识别单个反流事件,明确反流物的性质、反流物pH值的变化、反流高度和反流清除的情况。反流事件的识别:反流事件需与吞咽事件进行鉴别。发生反流时,可观察到阻抗信号的改变是从远端通道至近端通道的逆行性变化。发生吞咽时,从单个阻抗通道可观察到食团前方小团空气和通道接触导致阻抗值曲线短暂上升,随后通过食团使阻抗值曲线下降，食管蠕动导致阻抗值曲线短暂升高，随后恢复静息状态。反流物的性状：根据反流物的性状可将反流事件分为液体反流、气体反流和混合反流。液体反流特征：≥两个远端阻抗通道的阻抗值，较基线阻抗值下降＞50%，且持续时间≥4秒，气体反流特征为无吞咽动作时，≥两个远端通道的阻抗值快速上升＞3000Ω；混合反流指同一个反流内同时混合有液体和气体反流，气体反流发生在液体反流期间或之前。反流物的pH值变化：MII-pH监测可以根据反流物的pH值将反流事件分为酸反流（pH＜4）和非酸反流（pH≥4），其中非酸反流又可进一步分为弱酸反流（pH值为4～7）和弱碱反流（pH≥7）。反流的高度：分析近端反流和远端反流时，食管下括约肌（lower esophageal sphincter，LES）上方15cm处的通道为近端食管通道，若该通道出现阻抗值下降，即可认为反流到达近端。当近端通道的阻抗值下降幅度＜50%时，只要相邻远端通道的阻抗值下降＞50%，就可认为是近端反流。在完成以上分析后，计算机程序即可输出总反流次数的结果。2018年《GERD现代诊断：里昂共识》提出，总反流次数＜40次可排除GERD的可能，总反流次数＞80次为支持GERD的辅助诊断证据。然而，总反流次数不能很好地预测治疗效果，因此不推荐单纯依靠该指标诊断GERD。

3）症状反流相关性评价参数：与单纯食管pH值监测相同，MII-pH监测也采用症状指数（symptom index，SI）与症状相关概率（symptom association probability，SAP）评价症状反流相关性，但pH值监测需报告症状分别与总反流、酸反流、弱酸反流和弱碱反流的关联性，从而指导下一步的治疗。

4）反流后吞咽诱发的蠕动波（post-reflux swallow-induced peristaltic wave，PSPW）指数：是指反流事件结束后30秒内发生的吞咽事件。反流诱发的食管原发蠕动可以促进唾液对食管远端酸化的中和。PSPW指数是指伴有PSPW的反流次数占总反流次数的百分比，可反映食管的化学清除能力，是近年来被新引入用于GERD评价的参数。健康人的PSPW指数＞61%；低PSPW指数可作为存在病理性反流的辅助证据，并可预测患者对抑酸治疗的反应。PSPW指数需要人工分析，推荐使用两分钟窗口，以

3000Ω 的阻抗标尺进行分析。PSPW 在 MII-pH 监测上的表现是当反流事件发生后，最远端阻抗通道恢复至基线水平（食团完全清除）后 30 秒内发生 1 次吞咽事件（从最近端至最远端，每个通道的阻抗值顺行性下降 50%）。

3. 内镜及病理检查 上消化道内镜检查的目的在于排除上消化道肿瘤，诊断食管炎和巴雷特（Barrett）食管，并发现其他 GERD 的合并情况，如食管狭窄、食管裂孔疝等。内镜及病理检查有助于提高内镜下食管炎的检出率。

（1）适应证 对所有具有反流症状的患者初诊时均建议行内镜检查。

（2）禁忌证 有严重的心、脑、肺疾病患者，如急性心梗、严重心衰、严重心律失常、脑出血、呼吸衰竭等；多脏器衰竭不能耐受检查；消化道大出血、血流动力学不稳定；精神病或精神障碍不能配合检查；急性咽喉炎；腐蚀性食管炎急性期、胃肠道穿孔急性期；严重的脊柱畸形不能配合检查。

（3）病理特征

1）反流性食管炎：反流性食管炎（reflux esophagitis，RE）的组织病理学改变为食管黏膜上皮坏死、炎性细胞浸润、黏膜糜烂及溃疡形成。食管黏膜溃疡表面为以中性粒细胞和嗜酸性粒细胞为主的炎性渗出物及坏死组织，溃疡基底部为肉芽组织，可见淋巴细胞及浆细胞浸润，溃疡边缘可见鳞状上皮再生。

2）非糜烂性反流病：非糜烂性反流病（nonerosive reflux disease，NERD）食管黏膜的组织病理学变化：食管鳞状上皮基底细胞增生；食管鳞状上皮固有膜乳头延长；食管鳞状上皮内炎性细胞浸润；食管鳞状上皮细胞间隙扩张；食管鳞状上皮乳头血管湖形成。

3）Barrett 食管：正常食管黏膜为复层鳞状上皮，胃镜下呈均匀粉红色，当其被化生的柱状上皮替代后呈橘红色，多位于胃食管连接处的齿状线近端，当环形、舌形或岛状病变 ≥ 1cm 时，应考虑为 Barrett 食管（Barrett esophagus，BE）。

BE 组织病理学分型主要分为化生上皮和异型增生两类。化生上皮的组织学类型：①胃底型：与胃底上皮相似，可见主细胞和壁细胞。②贲门型：与贲门腺相似，有胃小凹和黏液腺，无主细胞和壁细胞。③肠化型：为化生肠型黏膜，表面有微绒毛和隐窝，杯状细胞是特征性细胞。异型增生的组织学类型：从组织学类型上，BE异型增生可以分为腺瘤样异型增生（adenomatous dysplasia）和小凹型异型增生（foveolar dysplasia, non adenomatous dysplasia）两种主要类型。腺瘤样异型增生的形态学特点与结直肠腺瘤的异型增生一致，增生细胞形成腺管或绒毛状结构，被覆高柱状细胞，细胞核复层、深染，细胞质红染。腺腔缘锐利，可见杯状细胞和潘氏细胞。从病变程度上，BE异型增生可分为低级别异型增生和高级别异型增生。

在上述基础上，根据Vienna分类行BE分级诊断：①不伴上皮内瘤变（non-neoplasia, NN）：结构在正常范围。细胞核位于细胞基底部，大小及形状无明显变化。核膜较光滑，核仁无明显增大，核浆比无明显增高。细胞核可出现局灶复层现象，但杯状细胞与腺体腔面无交通。当发生炎症、糜烂或溃疡时，细胞核可出现反应性异常分裂象，细胞质顶端可出现黏液。②低级别上皮内瘤变（low-grade neoplasia, LGN）：组织学结构异常，如腺体分支、出芽、排列拥挤密集，可出现"背靠背"现象，或腺体结构不规则、呈乳头状延伸至腺腔之内，黏膜表面呈绒毛状；或细胞学结构异常，如细胞核形状及大小显著改变，核深染，异常核分裂增多，核及（或）核仁明显增大，核浆比增大，镜下可呈细胞质嗜碱性变且伴随黏液丧失及广泛的核复层结构，常常从腺上皮基底膜侧延伸至腺腔面侧。③高级别上皮内瘤变（high-grade neoplasia, HGN）：出现在低级别上皮内瘤变中的病理学表现，无论是组织学结构异常，还是细胞学结构异常现象，只要其中任何一项异常突出者，即诊断为HGN。

（4）应用进展　目前，GERD的内镜下分级包括洛杉矶（Los Angeles, LA）分级、Muse分级、Savary-Miller分级及Heztel-Dent分级等。我国大多用洛杉矶分级对食管炎进行分级：①A级：食管黏膜有1处或多处长度<5mm的黏膜破损。②B级：至少1处长度>5mm的黏膜破损，但无融合。③C级：至少有1处两条黏膜破损融合，但未超过食管环周的

75%。④D级：黏膜破损融合，达到或超过75%的食管环周范围。洛杉矶分级与酸暴露、食管动力异常相关，可用于指示GERD的严重程度，且可预测治疗效果与临床预后。另外，内镜检查倒镜状态充分注气后，可仔细观察胃食管阀瓣（gastroesophageal flap valve，FEFV）。胃食管阀瓣是存在于胃食管处的具有屏障功能的结构，标准内镜下可分为Ⅰ～Ⅳ级，其中Ⅰ、Ⅱ级为正常阀瓣，Ⅲ、Ⅳ级为异常阀瓣。该分级与患者的酸暴露相关，有助于抗反流内镜治疗前评估。部分NERD患者胃镜下可见微小病变，包括黏膜红斑、黏膜发白、黏膜水肿、齿状线模糊、齿状线周围血管化、鳞状上皮岛、柱状上皮岛等变化，但诊断GERD的特异度不高。抑酸治疗后，这些微小病变部分或完全消失。此外，目前临床尚有一些新的内镜图像增强技术，如智能分光比色技术（flexible spectral imaging color enhancement，FICE）、高清电子染色技术（i-Scan）光学增强内镜（optical enhancement，OE）、联动成像（linked color imaging，LCI）等，可增加微小病变的检出率。

4. 食管钡剂造影 食管钡剂造影具有简便、安全、易于被患者接受等优点。

（1）适应证 不能耐受电子胃镜、pH值监测等有创检查的患者。

（2）禁忌证 食管、胃肠道穿孔或食管气管瘘、食管纵隔瘘，此时需用泛影葡胺液作为造影剂而不用钡剂；严重的吞咽困难及肠梗阻；食管镜下活检后5天内；消化道急性炎症、急性出血；不能合作或体质差难以接受检查。

（3）应用进展 患者进行钡餐造影检查，前1周停用所有的胃肠促动力药及抗酸剂，检查前12小时予以禁食，钡剂浓度为160%～200%W/V，每次量200～250mL，温度接近体温。口服产气剂后，让患者直立位大口吞钡1～2口，于双斜位观察食管双对比像和流动充盈像，然后检查胃，从多体位观察，让患者仰卧右前斜位，钡剂聚集胃泡后，再让患者缓慢向右转动躯体，监视钡剂流向，转至左侧躯体抬高30°～40°即可。若钡剂逆流入食管则拍片，没有逆流入食管则将患者转至俯卧位，重复2～3次后无反流则为正常；若在胃肠道钡餐造影过程中，钡剂反流入食管时间持续1分钟以上，或钡剂反流后两次吞咽动作后使轮廓清除者，即可诊断为GERD。

根据反流高度将胃食管反流程度分为4期：Ⅰ期不超过主动脉弓；Ⅱ期到达主动脉弓；Ⅲ期到达颈部；Ⅳ期钡剂呕吐至体外。胃食管反流早期及轻度患者造影可见食管下段痉挛性收缩、狭窄段边缘光滑、病变部位局部狭窄、黏膜皱襞较毛糙、局部食管壁有僵硬感、黏膜相与正常食管分界较清楚；黏膜连续不完整且有钡剂点；食管炎管腔X线影呈现漏斗状狭窄、管状狭窄、局限性环状狭窄；食管裂孔疝伴食管炎表现为膈食管裂孔与狭窄段之间有一段较宽的管道。

5. 食管测压 高分辨率食管测压（high resolution esophageal manometry，HREM）可以确定GERD患者食管结构和功能情况，同时排除其他疾病所致的食管动力异常。临床上有不少患者的GERD症状是由于其他动力异常引起的，如贲门失弛缓症、胃食管连接处出口梗阻、食管高动力（Jackhammer食管）和远段食管痉挛，术前测压检查可以避免将这些患者误诊为GERD而给予不恰当的内镜治疗。

（1）适应证 原发性食管运动紊乱（贲门失弛缓、弥漫性食管痉挛、胡桃夹食管等）、继发性食管运动功能紊乱（硬皮病、糖尿病）、反流性食管炎、非心源性胸痛等。

（2）禁忌证 腐蚀性食管炎。

（3）应用进展 高分辨率电子显微镜（HREM）是内镜下或外科抗反流手术前的基本评估手段，可通过食管测压排除重度食管动力障碍性疾病，如贲门失弛缓和Jackhammer食管等不适合进行内镜下治疗的疾病。在食管测压时用激发试验，如多次快速饮水等可评估食管体部的收缩储备功能，判断患者术后是否容易出现吞咽困难等并发症。此外，通过食管测压可以定位LES，利于放置食管反流监测导管。HREM亦可以呈现GERD相关的异常食管动力，包括胃食管连接处结构和功能异常导致的抗反流屏障功能减弱，具体可表现为食管下括约肌与膈肌分离（胃食管连接处分型为Ⅱ型或Ⅲ型）、LES静息压低和一过性LES松弛增多，以及食管体部廓清功能异常（表现为食管体部蠕动减弱）。了解GERD患者的食管动力状态,有助于选择合适的患者接受内镜手术治疗。

综上所述,术前的食管测压有助于鉴别其他非 GERD 的动力障碍疾病,更重要的是有助于筛选合适的患者接受内镜手术治疗。严重食管体部蠕动失败患者不宜接受内镜治疗。此外,若拟为患者施行射频消融术,LES 静息压过低的患者也不推荐。

三、鉴别诊断

胃食管反流病(gastroesophageal reflux disease,GERD)是一种胃、十二指肠内容物反流入食管所引起的一种疾病,可导致食管黏膜糜烂、炎症、溃疡,甚至癌变。GERD 包括反流性食管炎、非糜烂性反流病和 Barrett 食管,典型症状为胃灼热、反流,也可表现为咽喉炎、哮喘、咳嗽、胸痛等不典型症状。GERD 患者出现食管内症状时易临床确诊并得以及时治疗,而以咳嗽、咳痰、咽部不适、喉部发紧、喘息、憋气、哮喘、胸痛等食管外症状为首发表现者,常就诊于呼吸科、心血管科、耳鼻咽喉科,极易误诊误治。

(一)食管癌

GERD 早期因反流物刺激食管引起食管痉挛,可出现一过性吞咽困难;晚期则因食管壁结缔组织增生致管腔狭窄,造成持续性通过障碍,需与其他原因的吞咽困难相鉴别。

食管癌(esophageal cancer)是吞咽困难的常见病因之一。食管癌常表现为由固体-软食-液体渐进性吞咽困难,进展速度较 GERD 所致的食管消化性狭窄较快,且食管癌患者常伴明显体重下降。食管癌通常是由于食道慢性炎症,破坏正常的细胞信号传导和生长而导致,危险因素多与年龄、性别、饮食习惯、遗传、肥胖、胃食管反流病等相关。同时,GERD 是 Barrett 食管和食管腺癌的重要危险因素之一。研究表明,约有 10% 诊断为 GERD 的患者并发 Barrett 食管,而发生复发性胃灼热或反流的患者与无 GERD 相关症状的患者相比,进展为食管腺癌的风险增加约 5 倍。

内镜及活组织检查对鉴别食管癌与食管 Barrett 溃疡、消化性狭窄有重要价值。血清肿瘤标志物阳性有助于食管癌的诊断。食管 X 线钡剂造影提示食管不规则狭窄及管壁僵硬感可供参考。

(二) 功能性烧心

胃灼热是 GERD 的常见症状，在其分型中非糜烂性胃食管反流病（NERD）最常见，占 50%～70%。较 RE 及 Barrett 食管，NERD 患者胃灼热症状的发生率更高，在临床上常需与功能性烧心相鉴别。

功能性烧心（functional heartburn，FH）是以发作性胸骨后烧灼感或疼痛为临床表现，经抑酸治疗后无响应，内镜及病理学检查正常，AET 正常，反流和症状无关联的一类疾病。FH 发病机理目前尚不明确，有研究认为脑肠轴敏化是关键环节，可能与高度焦虑、情绪不稳定及社会支持度较低密切相关，而与进食、体位无关。

NERD 的典型症状是胃灼热，其特征是上腹烧灼样疼痛或不适，间断发作并向近端胸骨后放射，进餐或食用某种特殊食物可加重症状，并有明显的体位特征；FH 引起的胃灼热，也可由某种食物、卧位或腰带过紧、情绪因素等诱发或加重，但常白天发作，并且无 NERD 的其他症状。

仅凭病史难以将 FH 与 NERD 相区别，需行内镜、pH 阻抗监测及高分辨率食管测压，临床常用检查方法如下。

1. 内镜检查 首先对于难治性烧心患者可行内镜检查，结合黏膜活检有助于排除反流性食管炎、嗜酸性食管炎、Barrett 食管等。白光内镜对于发现食管黏膜微小变化作用有限，而增强成像和共聚焦显微内镜技术可以更好地监测 NERD 黏膜层面变化，以区别于 FH。如细胞间隙增宽可作为 NERD 黏膜损伤的病理学特征，但在 FH 患者中较少见。

2. 食管反流监测 FH 的诊断有赖于对酸暴露的评估，因此需要通过反流监测除外异常酸暴露，并明确症状与反流之间的关系。反流评估应在无 PPI 治疗的基础上进行，根据里昂共识，AET＜4% 为生理性酸反流，＞6% 为病理性酸反流。因此，当内镜阴性，AET＞6% 时，应考虑为 NERD；当 AET＜4%，考虑为 FH。

症状指数（symptom index，SI）和症状相关概率（symptom association probability，SAP）可评估症状与反流相关性。阳性定义为 SI＞50％ 或 SAP＞95％。食管酸暴露正常，关联指数阴性，在排除结构和运动障碍性疾病后可考虑为 FH。pH 阻抗监测可明确反流物性质及与症状相关性。研究表明，NERD 以酸反流为主，FH 酸反流次数少，而非酸反流次数显著。

3. 高分辨率食管测压 高分辨率食管测压（high resolution manometry，HRM）可用于评估食管运动障碍性疾病。FH 的诊断需排除食管运动障碍性疾病，包括贲门失弛缓症、胡桃夹食管、食管蠕动缺失等。

另外，HRM 可以准确测量下食管括约肌（lower esophageal sphincter，LES）和膈肌脚（crural diaphragm，CD）的相对位置，从而判断 LES 和膈肌脚有无分离及程度。LES 与 CD 两者间的距离与食管胃连接处（esophagogastric junction，EGJ）压力大小和抗反流屏障能力呈负相关。NERD 的抗反流屏障功能障碍表现为食管裂孔疝比例增加，但在 FH 中较为少见。

食管胃连接处收缩积分（esophagogastric junction-contractile integral，EGJ-CI），在区分内镜阴性胃灼热亚型上具有高度特异性。EGJ-CI 综合了 LES 和 CD 的功能，以及呼吸变化等多种因素，是评价 EGJ 屏障功能的重要指标。研究表明，EGJ-CI 水平与酸、弱酸及非酸反流事件呈现负相关，FH 患者的 EGJ-CI 显著高于 NERD 患者，提示 EGJ-CI 可能在 NERD 与 FH 鉴别中具有一定的意义。

远端收缩积分（distal contractile integral，DCI）量化了食管蠕动功能，在芝加哥分型中，无效食管动力（ineffective esophageal motility，IEM）定义为 ≥50％ 收缩伴 DCI＜450mmHg·cm·s。IEM 可引起食管酸清除异常，增加酸反流时间。相比于 NERD，IEM 在 FH 患者中少见，但合并 IEM 也并不能有效排除 FH。

4. 食管黏膜阻抗监测 经内镜直接测量黏膜阻抗（mucosal impedance，MI），可了解黏膜的完整性，与夜间基线阻抗（mean nocturnal baseline impedance，MNBI）类似，该值与细胞间隙增宽（dilated intercellular spaces，DIS）严重度成反比，并随着有效治疗而正常化。NERD 患者在近鳞状上皮与柱状上皮的交界线（squamous-columnar junction，SCJ）处 MI 较低，随着远离 SCJ 而增加，FH 患者在整个食管中具有较高 MI。虽然 MI 监测技术在临床尚未普及，需进一步对检测区间标准化，但仍不失为识别 FH 与 NERD 和健康人群特征的手段。

（三）心绞痛及心肌梗死

1. 心绞痛 胸痛是 GERD 患者普遍存在的症状。研究表明，GERD 所引起的胸痛占非心源性胸痛的 60% 左右。由于胃、食管和心脏自主神经在第 4、5 脊神经交叉，GERD 患者胃酸刺激食管黏膜化学感受器所产生的神经冲动，可以传入第 4、5 脊神经，造成患者胸痛程度、放射情况及发生规律与心绞痛十分相似。但是心绞痛持续时间一般 < 15 分钟，GERD 引起的胸痛持续时间则多 > 15 分钟，甚至可达 60 分钟乃至更长。一般情况下，心绞痛患者舌下含服硝酸甘油可在 5 分钟内有效缓解疼痛，但该方法对 GERD 引起的胸痛效果欠佳，而且起效时间往往 > 5 分钟。

对心绞痛患者与 GERD 患者行心电图检查时，虽然都有可能出现 ST-T 段压低，但是心绞痛患者心电图运动试验多呈阳性，GERD 患者则多呈阴性。因此，对于心电图运动试验阴性者，应及早行电子胃镜等相关检查。由于 GERD 与胃酸反流有关，酒精、阿司匹林或卧位等因素可以加剧烧灼感，直立位或服用抗酸剂则可减轻患者症状，故可通过钙离子拮抗剂或其他药物试验辅助诊断。同时，临床医生还要详细询问患者生活史、病史等。心绞痛发生多有诱因，如过度疲劳、睡眠质量过差、情绪波动过大，经过适度的休息、稳定情绪等调适并含服硝酸甘油，胸痛症状可以迅速消失。GERD 诱因相对较少，多与不良饮食习惯有关。从疼痛部位来看，心绞痛多涉及心前区，为压榨样疼痛或闷痛；GERD 则有很强的烧灼感。

2. 心肌梗死 急性心肌梗死有典型临床表现和典型心电图表现，较易诊断。急性心肌梗死可发生在频发心绞痛的患者，也可发生在既往无症状者中。在我国有 1/6 ~ 1/3 的患者疼痛性质及部位不典型，如位于上腹部，则常被误认为胃溃疡穿孔或急性胰腺炎等类似消化系统疾病的急腹症。故对于临床表现不典型难以区分时，可行心电图、心肌酶、肌钙蛋白等检查以减少误诊、漏诊。

(四)主动脉夹层

主动脉夹层（aortic dissection，AD）是一种严重威胁国人生命健康的危重型心血管疾病。其诱发因素主要与高血压、高龄、动脉粥样硬化遗传性血管病变、主动脉炎性疾病、主动脉局部感染或外伤、妊娠、特发性主动脉中膜退行性变化等有关。

临床上 AD 与 GERD 都可表现为胸痛。AD 表现为骤然发生的剧烈疼痛，多为"撕裂样"或"刀割样"、难以忍受的持续性锐痛，可伴休克表现。其疼痛的部位和性质可提示 AD 破口的部位及进展情况，而部分患者亦可无疼痛症状。同时 AD 可导致心脏正常解剖结构破坏或心脏活动受限从而引起相关症状：①夹层导致主动脉根部扩张、主动脉瓣对合不良等可引起主动脉瓣关闭不全，轻者无明显临床表现，重者可出现心力衰竭甚至心源性休克。②夹层累及冠状动脉开口可导致急性心肌梗死、心功能衰竭或恶性心律失常，患者可表现为典型的冠状动脉综合征，如胸痛、胸闷和呼吸困难，心电图 ST 段抬高和 T 波改变。③夹层假腔渗漏或夹层破入心包可引起心包积液或心包压塞，发生率约为 17.7%。④急性主动脉瓣关闭不全、急性心缺血或梗死及心包压塞常表现为心力衰竭。AD 累及主动脉的其他重要分支血管可导致脏器缺血或灌注不良的临床表现：①夹层累及无名动脉或左颈总动脉可导致中枢神经系统症状，3%～6% 的患者发生脑血管意外，患者表现为晕厥或意识障碍；夹层影响脊髓动脉灌注时，脊髓局部缺血或坏死可导致下肢轻瘫或截瘫。②夹层累及一侧或双侧肾动脉可有血尿、无尿、严重高血压甚至肾功能衰竭。③夹层累及腹腔干、肠系膜上及肠系膜下动脉时可引起胃肠道缺血表现，如急腹症和肠坏死，部分患者表现为黑便或血便；有时腹腔动脉受累引起肝脏或脾脏梗死。④夹层累及下肢动脉时可出现急性下肢缺血症状，如疼痛、无脉甚至下肢缺血坏死等。AD 疼痛的部位、伴随症状及体征与夹层的起源、累及部位相关，表现复杂多样。因此病史的评估应侧重于对患者主诉、个人心血管危险因素，以及动脉疾病家族史，特别是动脉瘤的存在及主动脉夹层或猝死史。

而 GERD 所引起的胸痛多表现为胸骨后烧灼样疼痛，并伴有反酸、嗳气等消化道症状。两者可通过血管造影、CTA、MRI、电子胃镜等鉴别。

（五）纵隔疾病

1. 纵隔肿瘤 纵隔肿瘤是一组起源于纵隔的肿瘤。一般来说，纵隔肿瘤的症状和阳性体征不多，与肿瘤大小、部位、生长方向、速度、质地、性质等有关，缺乏特异性。多数由于肿瘤刺激或压迫相应器官才可出现相关症状。神经源性肿瘤是常见的纵隔肿瘤之一，占全部纵隔肿瘤 14%～25%，其中 90% 位于脊柱旁沟区，少部分肿瘤偏前。由于肿瘤正位位于纵隔后方，侧位与脊柱重叠，因而很容易漏诊。其中出现在胸骨后的胸闷、胸痛及肿瘤浸润骨骼或神经出现剧烈疼痛合并消化道症状易诊断为 GERD。X 线及 CT 检查在纵隔肿瘤的诊断中有重要价值。一般在 X 线检查即可发现肿瘤，胸透可见肿瘤的位置，以及随心脏搏动时与周围组织的牵拉程度。而 CT 不仅能精确定位肿瘤的解剖位置，几乎与术中所见一致，还可以在一定程度上判断纵隔肿瘤的良恶性。

2. 胸腺肿大 由于胸腺肿大不易被觉察，且胸部 X 线检查也容易被忽略，所以胸腺肿大压迫呼吸道导致的咳嗽与 GERD 引发的慢性咳嗽极易混淆，通过激素试验治疗达到止咳目的，24 小时食管 pH 值监测、既往病史及其他症状等也可进行鉴别诊断。

（六）支气管哮喘（bronchial asthma，BA）

临床上胃食管反流病常见的食管外症状为支气管哮喘。8.5% 胃食管反流病会被误诊为支气管哮喘，哮喘患者中 80% 可有 GERD 表现，表明哮喘发作与 GERD 有一定的相关性。哮喘与 GERD 相互影响，GERD 常为哮喘加重因素而较少成为哮喘单一致病因素，可能对哮喘产生直接或间接的影响，而哮喘也可通过迷走神经反射或是间接导致 LES 压力降低等因素成为加重或诱发胃食管反流的因素。研究发现，GERD 患者有更多的夜间哮喘症状且会加重哮喘患者的病情。

支气管哮喘是由多种炎性细胞、炎性介质、细胞因子参与发生的慢性气道炎症，这种慢性炎症与气道高反应性相关，患者主要有反复发作的喘息、气促、胸闷、咳嗽等症状。胃食管反流源性哮喘则是因为胃食管反流引起的哮喘或是哮喘样发作，属于 GERD 的食管外表现。两者虽然都以喘息为主要症状，但在概念上完全属于两种疾病。哮喘患者出现以下情况者，要怀疑 GERD 的存在：哮喘进行性加重或对常规治疗抵抗；有典型或不典型反流症状；睡眠、进食或水平位置哮喘加重；成年人首次发作哮喘；使用气管扩张剂后呼吸道症状加重。临床上可以从病史、生活习惯、发病诱因、症状体征、辅助检查等手段进行鉴别。

家族史是哮喘发作的独立危险因素之一。研究表明，哮喘患者的后代与非哮喘患者后代相比，其患病率及相关表型明显增加。环境因素，如长期接触粉尘、刺激性气体或环境的工作易引起支气管哮喘。低体温可直接诱发哮喘症状的急性发作，当天气发生显著变化时，哮喘的发病率就会增加。吸烟可增加哮喘的严重性，加速哮喘患者肺功能的损害程度，同时可降低患者对吸入治疗及规则激素治疗的反应，降低哮喘控制的可能性。呼吸道感染是诱发和加重支气管哮喘的重要因素。

两者虽皆有喘息、呼吸困难症状，但尚有区别。支气管哮喘典型发作症状主要是反复发作性，且与接触变应原、冷空气、化学刺激、运动等有关，呼吸困难主要以呼气性呼吸困难为主；而胃食管反流性哮喘多在饱食、进食辛辣或是在平卧位易发作，呼吸困难以吸气性呼吸困难为主。两者在肺部体征方面无明显区别。

辅助检查：

呼出气一氧化氮（fractional exhaled nitric oxide，FeNO）检测：哮喘患者 FeNO 提高，GERD 患者 FeNO 降低，此方案对于哮喘和哮喘合并 GERD 患者具有较好的诊断价值，同时为鉴别哮喘、哮喘合并 GERD 与 GERD 提供了可靠的依据。但目前临床上尚未使用，其诊断的可行性也尚未被证实。

高分辨率食管测压（high resolution esophageal manometry，HREM）：哮喘与 GERD 相互影响，其病理生理机制也得到证实。支气管哮喘发作时胸腔内负压升高，同时过度通气引起腹壁肌肉收缩并使腹腔内正压相应增高，导致胸腔与腹腔压力差增大，易导致胃肠内容物反流。HREM 能明确诊断和评估食管动力改变，是目前诊断食管运动功能的"金标准"。研究表明，与 GERD 组相比，GERD 合并支气管哮喘组胃食管压力差更高，食管蠕动波传导速度低，证实了 HREM 在鉴别诊断胃食管反流性哮喘与支气管哮喘的优势，或可广泛应用于临床。

（七）慢性咳嗽（chronic cough）

临床上慢性咳嗽是指以咳嗽为主要症状，病程超过 8 周且无胸部影像学异常。导致慢性咳嗽的病因有很多，如哮喘、慢性支气管炎、慢性鼻后滴流、胃食管反流等。对于慢性咳嗽病因的研究越来越多，研究发现，胃食管反流性咳嗽（gastroesophageal reflux cough，GERC）的发生率越来越高，已成为慢性咳嗽的最常见原因之一，且近年来呈递增趋势。

GERC 主要见于白天和立位，因为立位酸反流次数是卧位的 3.3 倍，与卧位时 LES 一过性松弛受抑制有关。研究表明，75% 患者没有典型的胃灼热、反酸、胸骨后疼痛等胃食管反流症状。这些给临床医生在诊疗过程中造成了巨大的困难，因此需要临床医生选择正确的检查手段加以鉴别。

PPI 治疗试验在临床上可作为初筛试验。目前，尚没有明确的检查措施来诊断 GERC，美国胸科医师学会推荐应用排除呼吸道病因的流程来诊断胃食管反流性咳嗽，具体流程：①慢性咳嗽超过 8 周。②未暴露在刺激性环境中，目前不吸烟。③未服用血管紧张素转换酶抑制剂。④ X 线胸片正常或显示无影响的陈旧瘢痕。⑤症状性哮喘已排除，哮喘治疗后咳嗽无改善或支气管激发试验阴性。⑥上气道咳嗽综合征（UACS）已排除，使用第一代 H_1 受体拮抗剂无效，且排除"沉默性"鼻窦炎。⑦非哮喘性嗜酸性粒细胞性支气管炎（EB）已排除，诱发痰液分析结果阴性或吸入/系统应用类固醇无效。但临床工作中，实用性并不高。

（八）慢性咽炎（chronic pharyngitis）

慢性咽炎是指咽部的黏膜、黏膜下组织及黏膜下淋巴组织的弥漫性炎症，患者常会感到咽部不舒适感、微痛感、有异物感，常因咽部痒感而出现干咳，常因受到各种刺激而引起恶心、干呕等症状，症状时轻时重，多无明显全身异常症状。咽部查体时可见咽部微红，咽后壁常附有分泌物及淋巴滤泡增生。慢性咽炎是临床常见疾病，患者常因"咽部异物感"作为就诊主诉，然而，引起此症状的疾病众多。除外咽喉局部及临近组织病变，如急慢性咽炎、扁桃体炎等；食道、胃及十二指肠等消化系统疾病也可以导致，其中胃食管反流病最为常见。食管下括约肌松弛会导致胃酸反流，反流的胃酸刺激咽喉部、口咽部等食道以外的器官组织，使组织器官的黏膜发生损伤，从而引起喉炎、咽炎、喉部溃疡及牙周疾病等，故又称咽喉反流（laryngopharyngeal reflux，LPR）。

咽喉反流性疾病（laryngopharyngeal reflux disease，LPRD）是指胃内容物反流至食管括约肌以上部位，引起的一系列症状和体征的总称。临床表现为咽喉部异物感、烧热感、咽部干痒、咽部有痰不易咳出、持续清嗓、咽喉疼痛等症状，以及声带后连合区域黏膜增生、肥厚，声带弥漫性充血、水肿等喉部体征。慢性咽炎与LPRD所表现出来的症状和体征在临床上没有明显的区别，因此，在诊断时更加依赖辅助检查。

辅助检查：

反流症状指数量表（reflux symptom index，RSI）及反流体征评分表（reflux finding score，RFS）：RSI > 13分和/或RFS > 7分可疑诊为咽喉反流性疾病。RSI具有良好的信度及效度，可作为诊断LPRD的初筛，也可作为评估疗效的辅助工具。

喉咽食管和口咽pH值监测：24小时咽喉酸反流事件≥3次或喉咽部pH值<4，总时间≥1%或24小时内咽喉反流面积指数RAI > 6.3，即可诊断；咽部pH值，直立位时Ryan指数>9.41和/或卧位时>6.79可诊断。

（九）女性更年期综合征

更年期综合征是妇女在绝经前后由于卵巢功能衰退引起的一系列躯体及精神心理症状，包括月经紊乱、潮热、情绪低落、胸闷、咽部异物及梗阻感等症状。GERD患者除了典型的食管症状以外，尚有咽部异物的食管外症状。除外慢性咽炎等局部疾病、胃食管反流病等消化系统疾病，神经精神因素如更年期综合征也是病因。围绝经期女性 GERD 发病率明显高于非绝经期女性。女性更年期综合征与 GERD 患者主要在咽部异物感症状上难以区分。临床上根据患者病史、GERD 及更年期综合征相关症状及体征来进行区分：GERD 患者除外咽部异物感，经喉镜检查可见相关黏膜的充血、肿胀，而更年期综合征咽部异物感几乎与闭经、月经紊乱同时发生。另外，消化内镜、24 小时食管 pH 值监测、激素水平等也可进行鉴别诊断。

第二节　胃食管反流病的西医治疗

一、一般治疗

胃食管反流病（gastroesophageal reflux disease，GERD）是一种复发率极高、由多种因素导致的慢性持久性疾病，且需反复就诊并通过长期或间断药物维持治疗，严重影响患者的身心健康，并造成巨大的经济负担。生活方式的改变和疾病的健康教育是 GERD 治疗和预防的基础，应贯穿疾病治疗、管理全过程。因此，针对以上可控因素，提供科学的健康教育、加强症状管理是控制患者的反流症状、降低并发症发生率及提高患者生活质量的关键。

（一）减肥

肥胖是 GERD 发病的危险因素之一，其引发 GERD 的机制可能与肥胖所引起的腹内压增加、食管压力梯度变大、LES 一过性松弛、食管廓清能力降低、胃排空延缓及食管裂孔疝发病率升高等有关。以上因素均可造成胃食管结合部抗反流功能减弱或丧失，进而增加食道酸暴露和餐后反流事件的发生。因此，GERD 患者伴有体重超重或肥胖者可通过调整饮食结构，合理运动，从而降低身体质量指数，减少 GERD 的发病风险。结合《胃食管反流病基层诊疗指南》（2019 年）有关 GERD 患者的 BMI 控制建议，控制 BMI < 25kg/m² 时可以降低 GERD 的发病率。

（二）抬高床头

餐后平躺会增加 GERD 的患病风险，这可能与餐后平躺诱发食管括约肌收缩减弱，导致胃酸和胃内容物逆流，长时间刺激、损伤食管黏膜有关。研究发现，抬高床头可改善反流症状，减少反流事件，并促进酸清除，因此，GERD 患者可将床头抬高 15°～20°。

（三）戒烟和戒酒

吸烟虽被认为是 GERD 的危险因素之一，但目前国内外研究结果并不统一。研究表明，长期吸烟可抑制食管清除能力，损害食管运动功能，降低 LES 压力，从而导致食管黏膜抵御反流物损害的屏障功能降低诱发 GERD。饮酒与 GERD 的关系至今存在争议，部分研究者认为酒精是 GERD 的独立危险因素。酒精通过刺激胃泌素分泌，增加酸分泌，增加损害食管动力和胃排空等途径引发 GERD。虽然关于吸烟、饮酒与 GERD 的相关性研究结果尚未统一，但出于健康安全的考虑，GERD 患者应戒烟、戒酒，建立良好的生活习惯。

（四）避免睡前进食

用餐后易出现胃近端扩张及下食道括约肌暂时松弛现象，此时身体平卧位易引发食物逆流，在食管抗反流防御机制下降的基础上，反流物会刺激、损伤食管黏膜，因此睡前 2～3 小时应结束进食，保持胃处于非充盈状态，避免反流现象发生及食管黏膜损伤。

（五）避免食用可能诱发反流症状的食物

研究显示，过甜、辛辣或酸性等刺激性较大的食物、高碳水化合物饮食等会促进胃酸分泌，增加反流机会。同时，高脂肪食物较难消化，易诱发胃排空时间延长，刺激胆汁分泌，引起下食道括约肌压力降低，致使胃和十二指肠内容物反流。因此 GERD 患者应建立良好的饮食习惯，调整饮食结构，避免进食过甜、辛辣或酸性食物，以及高碳水、高脂肪食物，尽量食用低脂肪、高蛋白食物。

（六）避免长期服用可能诱发反流症状的药物

研究发现，长期服用硝酸甘油、非甾体抗炎药、抗胆碱能药物、钙通道阻滞剂、地西泮等药物会降低 LES 压力，从而导致食管抗反流屏障功能下降，影响食管运动和胃排空，加重反流症状。因此 GERD 患者应根据具体情况调整用药，减轻或缩短此类药物的用量、周期。

二、药物治疗

胃食管反流病的治疗目的在于缓解症状、治愈食管炎、减少复发、防治并发症及提高生活质量。本书重点介绍五类常用药物，包括质子泵抑制剂（proton pump inhibitor，PPI）、H_2 受体拮抗剂（H_2 receptor antagonist，H_2RA）、黏膜保护剂、促胃肠动力药物及近年来研发的新型抑酸药——钾离子竞争性阻滞剂（Potassium-channel acid blockers，P-CAB）。本病常见直接损伤因素为胃酸及胃蛋白酶，其中 PPI 和 H_2RA 是基础性治疗药物。黏膜保护剂和促胃肠动力药适用于轻症患者，或作为与抑酸剂合用的辅助治疗。

（一）质子泵抑制剂

PPI 属于 H^+-K^+-ATP 酶抑制剂，抑酸作用强，疗效确切，不良反应少，是治疗 GERD 的首选药物之一。目前临床常用的 PPI 有奥美拉唑（omeprazole）、兰索拉唑（lansoprazole）、泮托拉唑（pantoprazole）、雷贝拉唑（rabeprazole）、艾司奥美拉唑（esomeprazole）、艾普拉唑（laprazole）。

1. 药理作用及作用机制　PPI 通过特异性地作用于胃壁细胞内管胞膜上的 H^+-K^+-ATP 酶，与质子泵不可逆地结合使其失去活性，抑制基础胃酸的分泌及组胺、乙酰胆碱、胃泌素、进食等多种刺激引起的酸分泌。

H^+-K^+-ATP 酶抑制剂属于弱酸性的苯并咪唑类化合物，pKa 约为 4。此类药物为前体药物，激活需要酸性环境。在酸性的壁细胞分泌小管内，转化为次磺酸和亚磺酰胺。后者与 H^+-K^+-ATP 酶 α 亚单位的巯基共价结合使酶失活，减少胃酸分泌。由于 H^+-K^+-ATP 酶是胃酸分泌的最后环节，M 胆碱受体、CCK_2 受体、H_2 受体和胃泌素受体兴奋最终都是通过激活 H^+-K^+-ATP 酶而增加胃酸分泌，质子泵抑制剂对各种因素引起的胃酸分泌均有抑制作用；并且质子泵抑制剂体内活性代谢产物与质子泵的结合牢固不可逆。因此，质子泵抑制剂抑制胃酸分泌的作用强大（可使胃酸分泌减少 80%～95%）而持久（24～48 小时），尽管它们的血浆半衰期仅为 0.5～2 小时。抑制 H^+-K^+-ATP 酶是最直接有效抑制胃酸分泌的手段。本类药物使胃内 pH 值升高，可反馈性地使胃黏膜中的 G 细胞分泌胃泌素，从而使血中胃泌素水平升高。由于本药对组胺、五肽胃泌素等刺激引起的胃酸分泌亦有明显抑制作用，所以继发性胃泌素水平升高并不显著影响抑制胃酸分泌效果。此外，本类药物还使胃蛋白酶的产生减少，对胃黏膜有显著的保护作用；体内、体外实验证明，此类药物对幽门螺杆菌有抑制作用。

（1）奥美拉唑（第一代 PPI） 奥美拉唑具有强大而持久的抑制胃酸分泌作用。每次口服 40mg，3 天后胃酸分泌仍部分受抑制。连续服用的效果优于单次服用，每天口服 40mg，连服 8 天，24 小时胃液 pH 值平均升高至 5.3。

奥美拉唑口服易吸收，当胃内食物充盈时，可减少吸收，故应餐前空腹口服。静脉内给予奥美拉唑，药-时曲线的平均终末相半衰期约为 40 分钟，总血浆清除率为 0.3～0.6L/min，治疗期间半衰期未变化。奥美拉唑代谢物对胃酸的分泌没有作用。

（2）兰索拉唑（第二代 PPI） 兰索拉唑抑制胃酸分泌作用与奥美拉唑相同，同时也有保护胃黏膜、抗幽门螺杆菌及增加胃泌素分泌作用。其抑制胃酸分泌作用及抗幽门螺杆菌作用强于奥美拉唑。口服易吸收，在肝内被代谢为有活性的代谢产物，主要经胆汁和尿排泄，在体内无蓄积作用。

（3）泮托拉唑（第三代 PPI） 泮托拉唑抗溃疡病作用与奥美拉唑相同，但在 pH 值 3.5～7 的条件下较稳定。口服吸收迅速、完全，半衰期较短。口服 10～80mg 后，药代动力学行为呈线性特征。单次口服 40mg 后，

2～3 小时血药浓度即可达峰值。口服制剂的绝对生物利用度约为 77%，泮托拉唑的血浆蛋白结合率为 98%，主要代谢物为泮托拉唑去甲基硫酸酯。注射用泮托拉唑钠的消除半衰期为 0.9～1.9 小时。受试者静脉注射本品后，约 80% 的代谢物经尿中排泄。

泮托拉唑对肝脏 CYP450 酶的亲和力弱于奥美拉唑和兰索拉唑，对其他药物代谢的影响大大降低，使药物治疗变得更加安全。本品不良反应轻微，发生率约 2.5%。肾功能不全不影响药代动力学，肝功能不全时可延缓清除。

（4）雷贝拉唑（第三代 PPI） 雷贝拉唑抗溃疡病作用与奥美拉唑相同，在抗胃酸分泌能力和缓解症状、治愈黏膜损害的临床效果方面远优于其他抗酸药物，同时具有抗幽门螺杆菌作用。经胃后在肠道内开始被吸收，在 20mg 剂量组，用药后 3.5 小时达到血药浓度峰值。在 10～40mg 剂量范围内，血药浓度峰值和曲线下面积与剂量呈线性关系。

雷贝拉唑对肝脏 CYP450 酶的亲和力弱于奥美拉唑和兰索拉唑。雷贝拉唑在慢性肝病患者体内，血药浓度的曲线下面积提高 2～3 倍。此药用于老年患者时，药物清除率有所降低。另外，此药在体内无累积现象。

（5）艾司奥美拉唑（第三代 PPI） 艾司奥美拉唑是奥美拉唑的 S-异构体，对酸不稳定，口服采用肠溶微丸。本品在体内转化的 R-异构体可以忽略。本品吸收迅速，口服后 1～2 小时血浆浓度达到高峰。单剂量 40mg 给药后的绝对生物利用度为 64%，而每日每次重复给药后的绝对生物利用度为 89%。本品的血浆蛋白结合率为 97%，进食会延缓和降低艾司奥美拉唑的吸收，但对本品降低胃内酸度的效应无显著影响。口服艾司奥美拉唑 20mg 和 40mg 后，在 1 小时内起效，重复给予 20mg 每日每次连续 5 天，在第 5 天服药后 6～7 小时测量，五肽胃泌素刺激引起的平均高峰泌酸量降低 90%。GERD 患者每天口服艾司奥美拉唑 20mg 和 40mg，5 天后 24 小时胃内 pH 值 > 4 的时间平均值分别为 13 小时和 17 小时。维持胃内 pH > 4 的时间至少 8 小时、12 小时和 16 小时的患者比例在艾司奥美拉唑 20mg 时分别为 76%、54% 和 24%；在 40mg 时分别为 97%、92% 和 56%。艾司奥美拉唑亦有抗幽门螺杆菌的作用。

（6）艾普拉唑（新一代PPI） 艾普拉唑经口服后选择性地进入胃壁细胞，转化为次磺酰胺活性代谢物，与 H^+-K^+-ATP 酶上的巯基作用，形成二硫键的共价结合，不可逆地抑制 H^+-K^+-ATP 酶，产生抑制胃酸分泌的作用。连续口服4天以上后，血浆中艾普拉唑的浓度可达稳态。与空腹比较，进食可延迟血药浓度的达峰时间，但对其他药代动力学参数影响不大。

人体药代动力学结果显示，受试者单次口服（晨起空腹）艾普拉唑5mg、10mg、20mg，最大药物浓度、药时曲线随用药剂量增加而增加，艾普拉唑在人体内的过程基本符合线性动力学特征。在受试者的尿中未检测到原形药。受试者连续7天口服本品，剂量为10mg/d。药代动力学试验显示，连续用药与单次用药相比，艾普拉唑的药动学参数无明显改变，在体内无蓄积。

2. PPI治疗胃食管反流病的原则及应用 PPI是治疗GERD首选药物，对于初次接受治疗的患者或有食管炎的患者宜以PPI治疗，以求迅速控制症状、治愈食管炎。

（1）诊断性治疗 PPI试验可作为GERD的初步诊断。标准剂量PPI，每日两次，疗程1～2周，如服药后症状明显改善，则支持治疗与酸相关的GERD。

（2）初始治疗 确诊GERD初次治疗可选用标准剂量PPI，疗程至少8周。

（3）维持治疗 GERD具有慢性复发倾向，为减少症状复发，防止食管炎复发引起的并发症，可给予维持治疗，包括按需治疗、间歇治疗和长期治疗。NERD及轻度食管炎患者（LA-A和LA-B级）可采用按需治疗，出现症状时用药，缓解后停药；或者间歇治疗，剂量不变，隔日给药。停药后复发且症状持续者或重度反流性食管炎患者（LA-C和LA-D级），需要长期维持治疗。有食管炎并发症如食管溃疡、食管狭窄、Barrett食管者，需要长期维持治疗。维持治疗剂量因患者而异，以调整至患者无症状之最低剂量为适宜剂量；对于无食管炎的患者也可考虑采用按需维持治疗，即有症状时用药，症状消失时停药。

（4）优化 PPI 治疗　单剂量 PPI 治疗未完全缓解的患者，可换用另一种 PPI 治疗或将原有 PPI 剂量加倍。在使用双倍剂量 PPI 时，应分别在早餐前和晚餐前分两次服用。若存在夜间酸突破（即每天早晚餐前服用 PPI 治疗的情况下，夜间胃内 pH < 4 持续时间 > 1 小时），可调整 PPI 用量或应用半衰期更长的 PPI。对于合并食管裂孔疝的 GERD 患者以及重度食管炎（LA-C 和 LA-D 级）患者，应用质子泵抑制剂的剂量通常需要加倍。

（5）儿童 GERD　对于具有典型症状（即反流、呕吐、胃灼热、胸骨后或上腹痛）的 GERD 患儿推荐 4～8 周 PPI 治疗；对伴有 GERD 典型症状和/或诊断检查中提示具有食管外症状（即咳嗽、喘息、哮喘）的 GERD 患儿可使用 PPI。长期维持治疗的患儿需要定期评估。

（6）治疗 GERD 常用 PPI 标准剂量　本文将重点介绍临床常用 PPI 包括奥美拉唑、兰索拉唑、泮托拉唑、雷贝拉唑、艾司奥美拉唑、艾普拉唑的 PPI 标准剂量，详见表 3-2，儿童用药用法、用量见表 3-3。

表 3-2　常用 PPI 治疗胃食管反流口服剂的标准剂量

质子泵抑制剂	标准治疗剂量（毫克）/日	低维持剂量（毫克）/日
奥美拉唑	20	10
兰索拉唑	30	15
泮托拉唑	40	20
雷贝拉唑	20	10
艾司奥美拉唑	40	20
艾普拉唑	10	5

表 3-3　儿童 GERD 用药推荐剂量

药物	剂量
奥美拉唑	GERD 患者用量：0.6～1.0 mg/(kg·d)，每天 1 次，最大剂量 40 mg/d，晨起空腹服用，疗程 8～12 周 糜烂性食管炎用量：0.6～1.0 mg/(kg·d)，每天 1 次，最大剂量 40 mg/d，晨起空腹服用，疗程 3～6 个月

使用 PPI 超过 6 个月的患者，应逐渐减量至停药。对于接受标准剂量或较大剂量 PPI 患者，每周减少 50% 的剂量；对于接受每日 2 次方案的患者，初次减量时可改为早餐前给药 1 次直到减至该药的最低剂量；使用最

低剂量治疗 1 周后，即可停药。

3. 常用 PPI 的药物相互作用及不良反应

（1）药物相互作用　质子泵抑制剂主要经过 CYP2C19 和 CYP3A4 代谢，与其他经 CYP2C19 和 CYP3A4 代谢的药物或酶诱导剂、酶抑制剂或底物合用可能会产生相互作用，如华法林、地西泮、苯妥英钠、茶碱、地高辛、卡马西平、氯吡格雷、硝苯地平、利巴韦林、氨甲蝶呤、HIV 蛋白酶抑制剂、伏立康唑和他克莫司等，应避免同时使用。常用 PPI 代谢途径见表 3-4。

表 3-4　常用 PPI 代谢途径

代谢途径	奥美拉唑	兰索拉唑	泮托拉唑	雷贝拉唑	艾司奥美拉唑	艾普拉唑
主要	CYP2C19	CYP3A4	CYP2C19	CYP2C19	CYP2C19	CYP3A4
次要	CYP3A4	CYP2C19	CYP3A4	CYP3A4	CYP3A4	—

（2）不良反应及禁忌证　药物不良反应个体差异较大，通常反应轻微，停药后可缓解。偶尔出现过敏反应，肝功能损伤甚至肝衰竭等严重不良反应的报道，因此用药期间需密切观察。

禁忌证：对药物成分及代谢产物过敏者禁用；对于其他禁忌证，不同的药物略有差异，可参考药物说明书。

（二）H_2 受体拮抗剂 (H_2 Receptor Antagonist，H_2RA)

H_2RA 属于抑酸药，适合于轻症、中症胃食管反流病患者。若存在夜间酸突破时，可以在服用 PPI 的基础上，睡前加服 H_2RA 常用药物，如西咪替丁（cimetidine）、雷尼替丁（ranitidine）、法莫替丁（famotidine）和尼扎替丁（nizatidine）等。

1. 药理作用及作用机制　H_2RA 竞争性地阻断壁细胞基底膜的 H_2 受体。对基础胃酸分泌的抑制作用最强，对进食、胃泌素、迷走兴奋及低血糖等诱导的胃酸分泌也有抑制作用。因此本类药物对于基础胃酸分泌及夜间胃酸分泌都具有良好的抑制作用。此类药物可减少人体夜间胃酸分泌，对十二指肠溃疡具有促进愈合作用，为治疗胃及十二指肠溃疡疾病的首选药物。口服吸收迅速，1～3小时后达到血药浓度峰值，与血浆蛋白结合率较低，仅小部分（10%～35%）被肝脏代谢，以代谢产物或原形药物从肾脏滤过排出，部分经肾小管分泌排出，故肌酐清除率降低的患者应减少药量。血液透析只能排出少量药物，故晚期肝病合并肾功能不良的患者慎用。

（1）西咪替丁　主要作用于壁细胞上H_2受体，起竞争性抑制组胺作用，抑制基础胃酸分泌，也抑制由食物、组胺、胃泌素、咖啡因及胰岛素等刺激所刺激的胃酸分泌。注射300mg，4～5小时后，抑制基础胃酸分泌可达80%，可抑制基础胃酸50%达4～5小时。本品吸收后广泛分布于除脑以外的全身组织中，能透过胎盘屏障，乳汁中浓度可高于血浆浓度。蛋白结合率为15%～20%，部分在肝脏内代谢，主要经肾排泄。24小时后注射量的约75%以原形自肾排出，10%可从粪便排出，可经血液透析清除。

（2）雷尼替丁　雷尼替丁为H_2受体拮抗剂，以呋喃环取代了西咪替丁的咪唑环，对H_2受体具有更高的选择性，能显著抑制正常人和消化性溃疡患者的基础和夜间胃酸分泌，以及五肽胃泌素、组胺和进餐引起的胃酸分泌，其抑制胃酸作用较西咪替丁强5～12倍。静注本品可使胃酸分泌降低90%，对胃蛋白酶原的分泌有一定的抑制作用，对实验性胃黏膜损伤和急性溃疡有保护作用，对胃泌素和性激素的分泌无影响。

老年人由于肾功能下降，体内药物血浆半衰期会延长且总清除率减少，其消除半衰期为3小时。在儿科用药中，当体重发生改变时，雷尼替丁的药物动力学参数评估在儿科患者（年龄1个月～16岁）与健康成年人并无显著不同。

（3）法莫替丁　法莫替丁是呱基噻唑类的H_2受体阻滞药，具有对H_2受体亲和力高的特点，对胃酸分泌有明显的抑制作用，对基础分泌及因给予各种刺激而引起的胃酸及胃蛋白酶增加有抑制作用。口服吸收迅速，约2小时血浓度达高峰，半衰期约3小时，80%原形物从尿中排出，对肝药酶的抑制作用较轻微。静注本品后半衰期为3小时，体内分布广泛，在消化道、肾、肝、颌下腺及胰腺呈高浓度分布，但不透过胎盘屏障。本品主要以原形及代谢物（s-氧化物）自肾脏（80%）排泄，胆汁排泄量少，也可出现于乳汁中。

（4）尼扎替丁　尼扎替丁为组胺H_2受体拮抗剂，竞争性与组胺H_2受体结合，可逆性抑制受体功能，特别是作用于分泌胃酸的胃壁细胞上的H_2受体，阻断胃酸形成并使基础胃酸降低，亦可抑制食物和化学刺激所致的胃酸分泌，同时对夜间（约12小时）胃酸分泌有显著抑制作用。本品绝对口服生物利用度超过70%，清除半衰期为1～2小时。由于本品半衰期较短和清除速度较快，肾功能正常者睡前每次服用300mg或150mg每日2次，均不会使药物在体内蓄积。口服本品主要经尿液和粪便排出体外，12小时内，90%以上的药物从尿中排出，60%为原形排出，肾脏清除率为500mL/min，提示通过肾小管主动排泄。经粪便排泄的药物少于6%。中至重度肾功能障碍明显延长本品半衰期并降低清除率。极重度肾功能衰竭患者，服用本品的半衰期为3.5～11小时，血浆清除率为7～14L/h。为避免药物蓄积，对有显著肾功能障碍的患者，应根据肾功能障碍程度适当减少用药剂量和用药次数。

2. 治疗GERD常用H_2RA常用剂量　常用药物西咪替丁、雷尼替丁、法莫替丁和尼扎替丁口服治疗GERD的剂量。

（1）西咪替丁　口服剂量200mg，用于缓解胃酸过多引起胃痛、胃灼热感（胃灼热）、反酸。对于肾功能不全的患者，根据肌酐清除率，剂量减小。

（2）雷尼替丁　口服剂量：①胃食管反流性疾病：急性反流性食管炎：150mg，每日2次或夜间服300mg，治疗8～12周。②中至重度食管炎：剂量可增加至150mg，每日4次，治疗12周。③反流性食管炎的长期治疗：成人150mg口服，每日2次。

（3）法莫替丁　口服剂量：①缓解胃食管反流性疾病的症状，每次20mg，每日2次。②胃食管反流性疾病引起的食管糜烂和溃疡，1次10mg，每日2次。③肾功能减退者每日1次，或剂量减半。

（4）尼扎替丁　口服剂量：①缓解胃食管反流病及胃灼热症状：成人每日2次，每次150mg，疗程可用至12周。②胃食管反流病合并中重度肾功能不全需递减，肌酐清除率剂量20～50mL/min，150mg每日1次；肌酐清除率剂量＜20mL/min，150mg隔日1次。

3. 药物相互作用及不良反应

（1）药物相互作用　西咪替丁与硝西泮、地西泮、茶碱、普萘洛尔、苯妥英钠、阿司匹林等同用时，均可使这些药物的血药浓度升高，作用增强，出现不良反应，甚至是毒性反应，故本品不宜与这些药物同用。与氨基糖苷类抗生素如庆大霉素等一起使用时，可能导致呼吸抑制或呼吸停止。

盐酸雷尼替丁制剂可使普鲁卡因胺的清除率降低，可减少肝脏血流量，延缓普萘洛尔、利多卡因等代谢受肝血流量影响大的药物作用。

丙磺舒会抑制法莫替丁从肾小管的排泄。

尼扎替丁与茶碱、氯氮䓬、劳拉西泮、利多卡因、苯妥英钠和华法林无药物间相互作用。由于本品不抑制细胞色素P450药物代谢酶系统，故不会发生肝药代谢抑制所产生的药物相互作用。

（2）不良反应　H_2受体拮抗剂不良反应发生率较低（＜3%），以轻微的腹泻、便秘、眩晕、乏力、肌肉痛、皮疹、皮肤干燥、脱发为主。中枢神经系统反应较为少见，可出现嗜睡焦虑、幻觉、谵妄、语速加快、定向障碍等。长期大剂量使用西咪替丁，偶见男性出现精子数目减少、性功能减退、男性乳腺发育、女性溢乳等内分泌系统症状，原因为西咪替丁与雄性激素受体结合并拮抗其作用，偶见心动过缓、肝肾功能损伤、白细胞减少等。

（三）黏膜保护剂

胃黏膜保护剂是指增强胃黏膜屏障功能的药物，临床常用药物包括硫糖铝、枸橼酸铋钾剂。

1. 药理作用及作用机制　胃黏膜屏障包括细胞屏障和黏液–HCO_3^-屏障。细胞屏障由胃黏膜细胞顶部的细胞膜和细胞间的紧密连接组成，有抵抗胃酸和胃蛋白酶的作用。黏液–HCO_3^-屏障是双层黏稠的胶冻状黏液，内含HCO_3^-和不同分子量的糖蛋白，疏水层位于黏液下层，主要由磷脂组成。存在于胃液中的称为可溶性黏液，位于黏膜细胞表面的称为可见性黏液。可见性黏液厚度 0.2～0.6mm，覆盖于黏膜细胞表面而起保护作用。HCO_3^- 与可见性黏液相混合，在胃黏膜表面形成黏液不动层，构成黏液 $-HCO_3^-$ 屏障，黏液不动层形成 pH 梯度，接近胃腔面的 pH 为 1～2，而近黏膜细胞面的 pH 为 7，故能防止胃酸和胃蛋白酶损伤胃黏膜细胞。黏液和 HCO_3^- 均由胃黏膜层的表浅上皮细胞分泌。在这些细胞的基底侧有前列腺素 E_2（prostaglandin E_2，PGE_2）和前列腺素 I_2（prostaglandin I_2，PGI_2）受体，激动时能促进黏液和 HCO_3^- 的分泌，并且能增加胃黏膜的血流量，促进胃黏膜损伤创面的愈合。当胃黏膜屏障功能受损时，可导致溃疡病发作。因此，增强胃黏膜屏障的药物通过增强胃黏膜的细胞屏障或（和）黏液 $-HCO_3^-$ 屏障而发挥抗溃疡病作用。

（1）硫糖铝（suralfat） 硫糖铝为八硫酸蔗糖 $-Al(OH)_3$，口服后在胃酸中解离为 $Al(OH)_3$ 和硫酸蔗糖复合离子。$Al(OH)_3$ 可中和胃酸。硫酸蔗糖复合离子聚合成不溶性的带负电荷的胶体黏稠多聚体，能黏附于胃、十二指肠黏膜表面，增加黏膜表面不动层的厚度、黏性和疏水性；与病灶表面带正电荷蛋白质的亲和力高，与溃疡面的亲和力为正常黏膜的 6 倍，牢固地黏附于上皮细胞和溃疡基底部，在溃疡面形成保护屏障，阻止胃酸和消化酶的侵蚀。此外，硫糖铝还具有以下作用：①促进胃、十二指肠黏膜合成 PGE_2，从而增强胃、十二指肠黏膜的细胞屏障和黏液 $-HCO_3^-$ 屏障。②增强表皮生长因子、碱性成纤维细胞生长因子的作用，使之聚集于溃疡区，促进溃疡愈合。③抑制幽门螺杆菌，阻止其蛋白酶、脂酶对黏膜的破坏。临床用于治疗消化性溃疡、反流性食管炎、慢性糜烂性胃炎及幽门螺杆菌感染。

本品口服后可释放出铝离子和硫酸蔗糖复合离子，其中约 5% 被胃肠道吸收，以双糖硫酸盐形式自尿中排出，其余随粪便排出，作用持续时间约 5 小时。

（2）枸橼酸铋剂（枸橼酸铋钾） 枸橼酸铋剂既不中和胃酸也不抑制胃酸分泌，而是在胃液酸性条件下，在溃疡表面或溃疡基底肉芽组织形成一种坚固的氧化铋胶体沉淀，成为保护性薄膜，从而减少胃内容物对损伤部位的侵蚀作用。本品还能抑制胃蛋白酶活性，促进黏膜合成前列腺素，增加黏液和 HCO_3^- 分泌，对幽门螺杆菌有一定抑制作用，对溃疡组织的修复和愈合有促进作用。本品在胃中形成不溶性沉淀，仅有少量铋被吸收，与分子量 5 万以上的蛋白质结合而转运，铋主要分布在肝、肾组织中，通过肾脏从尿中排泄。

2. 治疗 GERD 常用黏膜保护剂型、常用剂量及适应证

（1）硫糖铝

1）常用剂量：①硫糖铝混悬液：口服，每次 10～20mL（2～4g），每日 2～4 次，餐前 1 小时及睡前服用，服时摇匀，疗程 4～6 周，或遵医嘱。②硫糖铝胶囊：成人每次 1g，每日 4 次，餐前 1 小时及睡前服用。③硫糖铝咀嚼片：成人，口服，每次 1g，每日 4 次，饭前 1 小时及睡前空腹嚼碎服用。④硫糖铝凝胶剂：本品为特殊的混悬凝胶剂，具有很强的生物黏附性，每日服用 2 次即可保证临床疗效。⑤硫糖铝分散片：餐前 1 小时及临睡前将药片置少许温水中，摇匀后饮用。成人每次 0.5g，每日 3～4 次，疗程 4～6 周，或遵医嘱。

2）合理用药要点：①硫糖铝在酸性环境中起保护胃、十二指肠黏膜的作用，故应在餐前 1 小时空腹服用，且不宜与抗酸药及抑制胃酸分泌药合用。②因增厚胃黏液层，硫糖铝可降低苯妥英钠、地高辛、酮康唑、氟喹诺酮及甲状腺素的生物利用度。③少量铝可被吸收，肾衰竭患者禁用。

3）适应证：①硫糖铝片/硫糖铝咀嚼片/硫糖铝口服混悬液：用于治疗胃、十二指肠溃疡及胃炎。②硫糖铝胶囊/硫糖铝颗粒：用于慢性胃炎及缓解胃酸过多引起的胃痛、胃灼热感（胃灼热）、反酸。③硫糖铝混悬凝胶：用于胃溃疡、十二指肠溃疡、急性及有症状的慢性胃炎、非甾体抗炎药引起的胃炎、食管溃疡。

（2）三钾二枸橼酸铋剂

1）常用剂量：①枸橼酸铋钾口服溶液：口服，每次 1 支（5mL）用温开水稀释 3 倍后服用，每日 3 次。②枸橼酸铋钾片：口服，成人每次 1 片，每日 4 次，前 3 次于三餐前半小时服用，第 4 次于晚餐后 2 小时服用；或每日 2 次，早晚各服 2 片。③枸橼酸铋钾颗粒：口服，用 30～50mL 温水冲服。成人每次 1 袋，每日 4 次，前 3 次于三餐前半小时服用，第 4 次于晚餐后 2 小时服用；或每日 2 次，早晚各服 2 袋。④枸橼酸铋钾胶囊：口服，成人每次 0.3g（1 粒），每日 4 次，前 3 次于三餐前半小时服用，第 4 次于晚餐后 2 小时服用；或每日 2 次，早晚各服 0.6g（2 粒）。

2）适应证：本品用于慢性胃炎及缓解胃酸过多引起的胃痛、胃灼热感（胃灼热）和反酸。

3. 药物相互作用及不良反应

（1）硫糖铝

1）药物相互作用：①本品与四环素类抗生素可以在体内形成复杂的盐，因此可降低此类化合物的吸收和利用。②由于本品可影响某些药物的生物利用度，如果在服用本品的同时需服用其他药品，请至少间隔 2 小时使用，或遵医嘱。③制酸剂能影响本品的疗效，服本品半小时内不宜服用制酸剂。

2）不良反应：较常见的不良反应是便秘，少见或偶见的有腰痛、腹泻、恶心、眩晕、嗜睡、口干、消化不良、疲劳、皮疹、瘙痒、背痛及胃痉挛。

3）禁忌证：对本品过敏者禁用。

（2）三钾二枸橼酸铋剂

1）药物相互作用：①牛奶和抗酸药可干扰本品的作用，不能同时服用。②与四环素同服会影响后者吸收。

2）不良反应：服用本品期间口内可能带有氨味，并可使舌苔及大便呈灰黑色，停药后自行消失；偶见恶心、便秘。

（四）促胃肠动力药物

促胃肠动力药物不推荐单独用于 GERD 的治疗，与抑酸药联合使用，多能有效缓解 GERD 临床症状，临床常用药物包括多潘立酮、莫沙必利、伊托必利等。

1. 药理作用和作用机制

（1）多潘立酮　多潘立酮（Domperidone）是外周性多巴胺受体拮抗剂，可促进胃肠道的蠕动和张力恢复正常，促进胃排空，增加胃窦和十二指肠运动，协调幽门的收缩，同时也能增强食道的蠕动和食道下端括约肌的张力，抑制恶心、呕吐，不影响胃液分泌。本品不易通过血脑屏障，对脑内多巴胺受体几乎无拮抗作用，因此，一般无精神和中枢神经的不良反应。口服后吸收迅速，15～30分钟可达峰值血药浓度。除中枢神经系统外，在体内其他部位均有广泛的分布。由于存在首过肝代谢和肠壁代谢，口服的生物利用度较低。

多潘立酮几乎全部在肝内代谢。CYP3A4是细胞色素P450参与多潘立酮N-去羟化作用的主要形式。半衰期为7小时。通过尿液排泄总量约31%，粪便排泄总量约66%。

（2）莫沙必利　莫沙必利（Mosapride）为选择性5-羟色胺（5-HT）受体激动剂，通过兴奋胃肠道胆碱能中间神经元及肌间神经丛的5-HT受体，促进乙酰胆碱的释放，从而增强上消化道（胃和小肠）运动。研究显示，莫沙必利具有促进胃及十二指肠运动，加快胃排空的作用。本品口服主要从胃肠道吸收，分布以胃肠、肝肾局部药物浓度最高，血浆次之，脑内几乎没有分布。健康成人空腹每次口服本品10mg，吸收迅速，血药峰浓度为67.3ng/mL，达峰时间为0.5小时，半衰期为2小时，血浆蛋白结合率为99%。

莫沙必利在肝脏中由细胞色素P450中的CYP3A4酶代谢，其主要代谢产物为脱-4-氟苄基莫沙必利，主要经尿液和粪便排泄。

（3）伊托必利　伊托必利（Itopride）通过对多巴胺D_2受体的拮抗作用而增加乙酰胆碱的释放，同时通过对乙酰胆碱酶的抑制作用来抑制已释放的乙酰胆碱分解，从而增强胃、十二指肠动力。本品具有良好的促胃动力作用，可增强胃、十二指肠收缩力，加速胃排空，并有抑制呕吐的作用。口服伊托必利后吸收迅速，给药后约30分钟可达峰值血药浓度，半衰期约为6小时。多次口服给药时，血清中药物浓度与单次给药时相同。4%～5%原形药物、75%其他代谢物从尿中排泄。多次给药时，排泄率与单次给药无明显差异。

研究显示，动物口服吸收后主要分布在肝脏、肾脏及消化系统，较少在中枢神经系统分布；十二指肠内给药时，在胃肌肉层中的药物浓度是血液中药物浓度的2倍。

2. 治疗GERD常用促胃肠动力药剂型、常用剂量及适应证

（1）多潘立酮

1）常用剂量：①多潘立酮片、多潘立酮分散片：口服，成人每次10mg，每日3次，饭前15～30分钟服用。②多潘立酮胶囊：成人常用口服剂量为每次10mg，每日3～4次，饭前15～30分钟或就寝时服用。对病情严重或已产生耐受性的患者，可增至每次20mg，每日3～4次或遵医嘱；2岁及以上儿童：以多潘立酮计，按体重每次0.2～0.3mg/kg，每日3～4次，最大剂量每日不超过30mg。③多潘立酮口腔崩解片：本品不需用水或只需少量水，无需咀嚼，药物置于舌面迅速崩解后，借吞咽动作入消化道起效。成人每日3次，每次10mg，每日不得超过40mg；35kg以下儿童每日口服最多3次，每次0.25mg/kg体重；35kg以上儿童每日口服最多3次，每次10mg。④多潘立酮混悬液：口服，成人每次10mL，每日3次，餐前15～30分钟服用；儿童每日3次，餐前15～30分钟服用，按年龄和体重用药：1～3岁，10～15kg，2.5～4mL；4～6岁，16～21kg，4～5.5mL；7～9岁，22～27kg，5.5～7mL；10～12岁，28～32kg，7～8mL。

2）适应证：①本品用于由胃排空延缓、胃食管反流、食道炎引起的消化不良症状，如上腹胀、上腹疼痛、嗳气、恶心、呕吐；由于反流引起的口腔和胃烧灼感。②各种原因引起的恶心、呕吐。

（2）莫沙必利

1）常用剂量：口服，每次5mg，每日3次，饭前服用，或遵医嘱。

2）适应证：主要用于功能性消化不良伴有胃灼热、嗳气、恶心、呕吐、早饱、上腹胀、上腹痛等。

（3）伊托必利

1）常用剂量：口服，每次50mg，每日3次，饭前服用，或遵医嘱。

2）适应证：用于功能性消化不良引起的各种症状，如上腹不适、餐后饱胀、早饱、食欲不振、恶心、呕吐等。

3. 药物相互作用及不良反应

（1）多潘立酮

1）药物相互作用：①孕妇慎用，哺乳期妇女使用本品期间应停止哺乳。②心脏病患者、接受化疗的肿瘤患者、电解质紊乱的患者应用时需慎重，有可能加重心律失常。③本品含有山梨醇，不适用于山梨醇不耐受者。④当抗酸剂或抑制胃酸分泌药物与本品合用时，前两种药不能在饭前服用，应于饭后服用，即不能与本品同时服用。⑤由于重度肾功能损伤患者体内多潘立酮的消除半衰期延长，需重复给药时，应根据肾功能损害的严重程度将服药频率减为每日1~2次，同时剂量酌减。此类患者长期用药时需定期检查。⑥药物过量：主要在婴儿和儿童中报告。药物过量的症状包括兴奋、意识改变、惊厥、定向障碍、嗜睡和锥体外系反应。本品无特定的解救药，一旦药物大量过量，在一小时内洗胃及给予活性炭可能会有帮助，建议进行严密的临床监护及支持疗法。抗胆碱药物或抗帕金森综合征的药物可能对控制锥体外系反应有帮助。

2）不良反应：①偶见口干、头痛、失眠、神经过敏、头晕、嗜睡、倦息、腹部痉挛、腹泻、反流、恶心、胃灼热感、皮疹、瘙痒、荨麻疹、口腔炎、结膜炎等。②有时导致血清泌乳素水平升高、溢乳、男子乳房女性化、女性月经不调等，停药后可恢复正常。③对于日剂量超过30mg和/或伴有心脏病患者、接受化疗的肿瘤患者、电解质紊乱等严重器质性疾病的患者、年龄大于60岁的患者，发生严重室性心律失常甚至心源性猝死的风险可能升高。④非常罕见不良反应，包括过敏性休克、兴奋、神经过敏、头晕、锥体外系反应、惊厥、血管神经性水肿、荨麻疹、尿潴留、肝功能异常、血液催乳素升高、闭经、男子乳腺发育。

3）禁忌证：①嗜铬细胞瘤、乳癌、机械性肠梗阻、胃肠出血等疾病患者。②已知对多潘立酮或本品任一成分过敏者。③增加胃动力有可能产生危险时（胃肠道出血、机械性梗阻、穿孔）。④分泌催乳素的垂体肿瘤（催乳素瘤）患者。⑤禁止与酮康唑口服制剂、红霉素或其他可能会延长QTc间期的CYP3A4酶强效抑制剂（氟康唑、伏立康唑、克拉霉素、胺碘酮、泰利霉素）合用。⑥中重度肝功能不全的患者。

（2）莫沙必利

1）药物相互作用：与抗胆碱药物（硫酸阿托品、溴化丁基东莨菪碱等）合用可能会减弱本品的作用。

2）不良反应：主要表现为腹泻、腹痛、口干、皮疹及倦怠、头晕等，偶见嗜酸性粒细胞增多、甘油三酯升高及丙氨酸氨基转移酶、天门冬氨酸氨基转移酶、碱性磷酸酶、γ-谷氨酰转肽酶升高；也可见心电图的异常改变，或出现心悸反应。

3）禁忌证：对本品过敏者禁用；胃肠道出血、肠梗阻或穿孔者。

（3）伊托必利

1）药物相互作用：由于替喹溴胺、丁溴东莨菪碱、噻哌溴铵等抗胆碱药物可能使本品促进胃肠道运动的作用减弱，故本品应避免与上述药物合用。

2）不良反应：①过敏症状：皮疹、发热、瘙痒感等。②消化系统：腹泻、腹痛、便秘、唾液增加等。③精神神经系统：头痛、刺痛、睡眠障碍、眩晕等。④血液系统：白细胞减少。⑤偶尔会出现尿素氮、肌酐上升，有谷草转氨酶、谷丙转氨酶、催乳素上升（在正常范围内）的报道。⑥其他：胸背部疼痛、疲劳、手指发麻、手抖等。

3）禁忌证：对本品成份过敏者禁用；存在胃肠道出血、机械梗阻或穿孔时禁用。

（五）钾离子竞争性阻滞剂

钾离子竞争性阻滞剂（P-CAB）是一类治疗胃酸相关性疾病的新型药物，被定位为下一代PPI，《中国胃食管反流专家共识》（2020年）推荐P-CAB应用于反流性疾病的治疗。在治疗严重GERD方面，P-CAB可能优于PPI，但是由于P-CAB类药物出现时间较短，积累的证据还不够充分，需要进一步的研究来评价P-CAB在GERD长期维持疗法中的安全性和疗效。P-CAB有望成为PPI治疗效果不理想的潜在替代药物。目前，我国广泛应用的P-CAB为富马酸伏诺拉生（Vonoprazan）。

1.药理作用和作用机制 P-CAB是一类吡咯衍生物，作用机制主要是通过阻断 H-K-ATP 酶中钾离子的活性，发挥抑制胃酸的作用。P-CAB 与 PPI 不同的是，P-CAB 无需转换为活性形式，能够快速、竞争性且可逆地抑制酸分泌，无需酸活化，在酸性条件下稳定，能迅速提高胃内 pH 值，快速缓解症状，弥补了 PPI 的局限性。此外，P-CAB 半衰期较 PPI 显著延长，可保持持续、稳定的抗分泌作用，避免了夜间酸突破的问题。

2. 富马酸伏诺拉生常用剂量、适应证、药物相互作用和不良反应

（1）常用剂量　片剂，口服，每次 20mg，每日 1 次。

（2）适应证　反流性食管炎、胃溃疡、上消化道出血。

（3）药物相互作用　因为本品可以抑制胃酸分泌作用，降低阿扎那韦、利匹韦林、伊曲康唑、酪氨酸激酶抑制剂、吉非替尼、尼罗替尼、厄洛替尼、奈非那韦甲磺酸盐血药浓度下降，作用减弱。伏诺拉生与克拉霉素、地高辛合用时会导致本品血药浓度上升，故与 CYP3A4 抑制剂（克拉霉素等）合用时应慎重。

（4）不良反应　①血液：全血细胞减少症、粒细胞缺乏症、白细胞减少症、血小板减少症。②消化系统：血便、大肠炎、腹痛、腹泻。③休克、过敏反应。④肝功能障碍。⑤中毒性表皮坏死松解症（TEN）、Stevens-Johnson 综合征、多形红斑。

三、内镜治疗

（一）射频治疗

射频是指利用射频产生的热效应对组织进行消融，医用射频区间常为 200～750 kHz。目前，心脏内科医生常通过射频技术治疗心律失常，对异位起搏点进行消融治疗。2000 年，美国食品药物监督管理局（food and drug administration，FDA）批准将射频治疗应用于胃食管反流病的治疗。射频治疗通过将热能作用于食管下括约肌（low esophageal sphincter，LES）及贲门局部的神经肌肉组织，导致局部组织凝固性坏死，从而形成组织纤维化，增加 LES 压力及厚度，并减少一过性 LES 松弛发生的频率。同时，射频治疗可降低胃食管交界处的顺应性，从而达到减轻反流症状及减少相关并发症的效果。存在食管不典型增生、门静脉高压和（或）管胃底静脉曲张、食管狭窄和食管溃疡的患者也不适合接受射频消融治疗。经术前测压评估，存在其他动力障碍疾病和严重的食管体部蠕动失败的患者需排除，LES压力过低（如低于5mmHg）的患者也不宜接受射频治疗。

Stretta系统是目前医疗市场用于治疗GERD的射频器械，由四通道的射频发射器和末端装有可扩张球囊的导管系统组成。目前，推荐的射频频率为465kHz，作用的靶组织是固有肌层，目标温度是65～85℃。Stretta射频技术的操作步骤：①患者处于深度静脉麻醉状态，无须气管插管。②先行常规胃镜检查，记录齿状线到门齿的距离，然后通过胃镜活检孔道引入导丝，将导丝下至十二指肠处，保留导丝。③射频装置导管沿导丝下至预先记录的齿状线附近，在齿状线上方1cm处，通过注射器将气体注入球囊，使球囊扩张并固定，推动导管激发装置，使球囊外4个电极呈放射状插入食管壁肌层，调节至适当温度和电阻后，启动1分钟的射频治疗，后右旋导管45°，启动第二轮1分钟的射频治疗。至此，该平面8个治疗点的射频治疗结束。④接下来分别于齿状线上0.5cm、齿状线、齿状线下0.5cm，完成这3个平面的射频治疗。⑤推入导管气囊至胃腔内，分别向气囊内推入25mL和22mL的气体，向外拖拽导管气囊至适当阻力处，类似三腔二囊管操作，在两个平面分别于0°、左旋30°、右旋30°3个位置各进行为期1分钟的射频治疗。如此，总计5个平面、56个射频消融点，完成食管末端和贲门部的射频治疗。然后应用预冷装置进行冷却，术中可能出现短暂的胸痛、发热等不良反应，术后1周均可缓解。

综上所述，射频治疗是一种微创内镜下治疗GERD的方法，适用于对PPI治疗有反应但不能耐受长期用药或手术治疗的患者。射频治疗可以改善反流症状，疗效可以持续较长的时间，具有较好的安全性。但射频治疗对食管酸暴露时间和LES压力等客观指标的改善不明显，故其临床应用目前还存在一定争议。

（二）经口不切开胃底折叠术

经口不切开胃底折叠术（transoral incisionless fundoplication，TIF）为

一种新兴的内镜下治疗 GERD 的方式，是一项完全内镜下治疗有缺陷的胃食管"阀门"（即 LES 括约肌）及较小的食管裂孔疝的技术。该技术通过特殊的腔内装置不通过外科切口进行胃底折叠，减少食管下括约肌一过性松弛发生频率，降低胃食管连接部位的扩张程度，从而控制 GERD 症状。《中国胃食管反流病专家共识中》（2020 年）提出：对于药物治疗失败的难治性 GERD，经全面、细致的检查除外其他病因，确实存在反流证据的，可权衡利弊后行 TIF 治疗。TIF 系统包括 Bard、GERDX、EsophyX 和 MUSE 系统。在我国，有少数患者接受 Bard 内镜缝合系统治疗，后因远期疗效问题而极少使用，GERDX 和 EsophyX 尚未进入中国市场，而 MUSE 系统已在我国开展临床试验。

TIF 术适用于那些存在反流客观证据且食管胃连接部解剖结构没有明显异常（如 > 2cm 的食管裂孔疝）的 GERD 患者，特别是那些对 PPI 治疗有反应但不能耐受长期用药的患者。禁忌证：体质量指数（BMI）> 35kg/m²；Barrett 食管；之前行食管肌切开术；食管静脉曲张；严重的结缔组织疾病；大于 2cm 的食管裂孔疝。由于食管动力疾病与 TIF 术后症状早期复发相关，这部分患者应考虑其他治疗方式。

1. MUSE 系统 MUSE 系统是 2014 年获得 FDA 批准上市的新技术，是一种整合在内镜上的腔内胃底折叠术装置，由内镜、摄像头、超声探头和缝合装置组成。在操作时，通过反转内镜，用缝合装置夹住组织，在超声探头的辅助下完成缝合。目前此种术式的相关研究较少，缺乏安全性和远期预后的数据，仍需要进一步随机对照试验（RCT）进行评估，才能在临床上推广使用。

2. EsophyX 系统 EsophyX 是一种可以在腔内实现胃底折叠术的装置，它由控制手柄、可以通过内镜的管状复位器、位于装置前端的可反折的铸模器、螺旋形牵引针及可以由复位器侧孔伸出的穿刺针和加固器组成。手术时，内镜医师将 EsophyX 装置和胃镜一起在直视下经口插入胃内，充分的润滑有助于装置通过咽部。反转内镜，在内镜直视下将装置前端的铸模器反转，用螺旋形牵引针固定胃食管交界，回拉将组织拉进铸模器和管状复位器之间，收紧铸模器，使得食管下段与胃底紧贴，将穿刺针及加固器从管状复位器的侧孔穿出,穿过肌层穿透紧贴在一起的食管及胃壁,释放H型的加固器,形成食管胃连接部上2～3cm的折叠。旋转镜身及EsophyX装置从不同的角度重复这一过程,形成200°～270°的胃底折叠,在操作过程中抽吸胃内的空气将有助于夹紧组织。在操作结束后,内镜观察确保折叠充分且没有穿孔或出血的证据。

TIF术后的并发症和症状通常很轻微并有自限性:大约50%患者有上腹痛,一小部分(15%)患者有左肩痛,4%～5%的患者发生咽痛,极少数患者(1%)有恶心。术后3～4天的疼痛需要给予止痛药,但持续超过4天的疼痛少见。和其他内镜操作一样,操作EsophyX装置通过咽部时应轻柔小心,不当的操作有时会引起下咽部穿孔。由于加固器要在齿状线上方穿透食管壁,因此有发生食管撕裂、食管瘘、纵隔感染和膈下脓肿的潜在风险。最后,在反转和开闭组织铸模器时应非常小心,以免造成脾损伤,穿刺针定位不当也有损伤肝脏、横膈和心脏的风险。

综上所述,目前的研究显示,在没有明显解剖结构异常的患者中,TIF术与腹腔镜胃底折叠术疗效相当,可以明显减轻症状、减少PPI用量,有限的数据显示,其长期疗效稳定。

(三)内镜下抗反流黏膜切除术

内镜下抗反流黏膜切除术(anti-reflux mucosectomy,ARMS)是一种基于内镜下黏膜切除术(endoscopic mucosal resection,EMR)或内镜黏膜下剥离术(endoscopic submucosal dissection,ESD)的手术方法。ARMS原理是这一技术通过在齿状线下进行长约3cm(食管端1cm、胃端2cm)的新月形黏膜切除,利用术后瘢痕狭窄重塑抗反流屏障;其主要的抗反流作用可能受胃端切除黏膜的影响,故黏膜切除的总长度可根据情况适当改变。国内外指南中均未对ARMS手术总结明确的适应证和禁忌证。

ARMS具体的手术步骤:①通过内镜电刀对切除范围进行标记。②将美蓝溶液通过内镜注入黏膜下层形成抬高的液体层。③翻转内镜,沿着胃底小弯侧对黏膜部分完成约2/3周新月体型EMR或ESD切除,保留胃大弯侧贲门阀瓣,如出现术中出血,建议使用电凝技术止血。值得注意的是，尽量保持新月体型切除创面和大弯侧阀瓣相聚两个镜身的距离，防止形成术后狭窄。④术后注意应用PPI药物防止胃酸腐蚀贲门部创面。

尽管上述探索性的研究显示这是一种有前景的内镜治疗技术，但远期疗效尚未得到客观的评估，尚需大样本、长期随访的研究来证实这一术式的效果。另外，术后狭窄所致的吞咽困难也将影响这一技术的推广。

(四) 内镜治疗进展

近年来，消化内镜技术快速发展，PPI治疗无效且胃食管解剖结构正常的GERD患者可选择内镜下治疗这种安全有效的治疗方式。业界内也正衍生出数种新兴的内镜治疗方法，下文介绍两种关注度较高的内镜治疗方法。

1. 夹带结扎抗反流疗法 夹带结扎抗反流疗法（clip band ligation anti-reflux therapy，C-BLART）最早由Seleem等人提出，其原理是使用内窥镜带状结扎来加强胃食管连接部（Gastroesophageal junction，GEJ）。C-BLART在短期内是有效的，并为患者保留了改用其他手术的机会。研究发现，黏膜切除术通过在胃贲门处形成相对狭窄，作为GERD的抗反流屏障，可以有效减少反流症状。C-BLART的原理与ARMS相同，但设备更简单（即夹子和单带结扎器）。因为这种治疗手段出现时间较短，国内外指南均未对C-BLART手术提出明确的适应证和禁忌证。

C-BLART具体手术步骤：患者在左侧卧位下被麻醉，使用相关设备，将两条带子结扎到贲门黏膜上，并用每次性Quick Clip固定。随着贲门组织的突出，通过在6点和12点位置用两个夹子夹住贲门的前壁和后壁来缩小空间。根据标准的C-BLART方案，使用结扎带和固定夹，胃食管交界处被上提的肿块收缩，并随着疤痕的形成而变窄。

2. 经口内镜下贲门缩窄术 经口内镜下贲门缩窄术（peroral endoscopic cardial constriction，PECC）是一种通过套扎胃食管结合部近端的黏膜层及部分肌层，使局部组织缺血坏死后形成瘢痕，进而缩窄贲门，从而减少反流的内镜治疗手段。PECC适用于难治性GERD患者，禁忌证包括胃食管结合部解剖学结构异常、既往曾行食管及胃部外科手术、不能耐受麻醉等。

PECC具体手术步骤：全身麻醉下进行食管胃十二指肠镜检查，内窥镜检查后固定食管静脉曲张结扎设备。在内窥镜的引导下，在食管远端大弯和小弯处分别放置两个单带结扎设备。第一个结扎器沿小曲率放置在贲门上方约1.0cm处，第二个折叠点放在大弯上方1.0cm处。固定：用夹子固定结扎装置的两端。

综上所述，目前GERD仍以PPI治疗为一线方案。然而，对于PPI治疗效果不佳或无法长期服用PPI且胃食管解剖结构正常的GERD患者，内镜治疗或许是最佳的选择。近年来，射频治疗等内镜治疗技术发展迅速，临床应用广泛，展现了较好的疗效和安全性，逐渐成为GERD常用的治疗手段。上述三种新兴的内镜治疗手段与常规内镜治疗手段相比，创伤更小，设备更简单，适用性更广泛。但由于这三种方法出现时间较短，尚无高质量、长时间的大样本量研究，临床安全性及长期疗效结果未得到有效证实，故仅供参考。

四、外科手术治疗

外科手术治疗为有条件选择。对PPI治疗有效但需要长期服药的患者，抗反流手术是另一治疗选择，目前也被用于治疗和改善GERD食管外症状。传统的的手术方式是腹腔镜下胃底折叠术，随着对疾病认识的不断深入及新兴科技的发展，近年来还出现了各种新式手术方法，如腹腔镜下磁环括约肌增强术、食管下括约肌电刺激术、机器人辅助Nissen胃底折叠术、胃肠幽门保留术联合胃底折叠术等。

（一）腹腔镜下胃底折叠术

腹腔镜下胃底折叠术（laparoscopic fundoplication，LF）现广泛应用于临床治疗胃食管反流病，被认为是手术治疗GERD的"金标准"，能有效改善非酸反流相关的GERD症状。在腹腔镜下充分解剖胃底，将胃底沿着食管进行包绕，根据包绕的角度将其分为三类:Nissen胃底折叠术（360°

胃底折叠术，Nissen 术）、Toupet 胃底折叠术（270°部分折叠术，Toupet 术）及 Dor 胃底折叠术（180°胃底折叠术，Dor 术），目的为收紧贲门口，同时在胃内建立折叠瓣，防止胃液反流至食管。LF 主要适用于内科治疗无效的 GERD，以及相关并发症如食管狭窄、Barrett 食管等，伴有症状的食管旁疝及食管裂孔疝，影响生活质量的 GERD 引起的食管外症状如反流性哮喘、反流性咳嗽、反流性胸痛、反流性睡眠障碍等。目前尚无明显的手术禁忌证。PPI 治疗无效者中有很大部分不是真正的 GERD，因此一般不推荐手术治疗。贲门失弛缓症及硬皮病样食管患者亦不推荐。

关于三种术式的选择，目前没有统一标准，综合考虑患者个体差异、食管测压、24 小时 pH 值监测、并发症及不良反应等，建议选择如下。

Nissen 术适应证：①反酸烧心症状严重，食管外症状明显。②食管测压正常提示食管运动功能良好。③ DeMeester 评分＞ 100 分，提示重度反流。

Toupet 术适应证：①反酸烧心症状不典型，食管外症状不明显。②食管测压提示食管蠕动异常及食管清除能力轻度下降。③ DeMeester 评分介于 50～100 分，提示中度反流。④经过仔细游离仍不能达到张力合适的全包绕胃底折叠术式条件。⑤不能接受胃底折叠术的不良反应，严重的吞气症。⑥合并食管裂孔疝 GERD 患者可首选。

Dor 术适应证：①反酸烧心症状不典型，无食管外症状。②食管测压提示食管蠕动异常及食管清除能力严重下降。③ DeMeester 评分＜ 50 分，提示轻度反流。④经过仔细游离仍不能达到张力合适的全包绕胃底折叠术式条件。⑤不能接受胃底折叠术的不良反应，严重的吞气症。

吞咽困难是 LF 术后常见的并发症，其他术后并发症还有胃灼热、腹泻、术后胸痛、气胀综合征、术后不能打嗝等。三种手术方案无明显差异。

（二）腹腔镜下磁环括约肌增强术

食管下括约肌功能异常是胃食管反流发病的重要病理学基础。磁性括约肌增强器固定于食管外的食管下括约肌功能区，在静息状态下可协助关闭食管下括约肌，起到抗反流的作用。早在 2012 年 3 月，应用腹腔镜下磁环括约肌增强术（magnetic sphincter augmentation，MSA）治疗 GERD 被 FDA 认证并批准，多项临床试验结果也证实该术可增强 LES 的功能，并可有效抑制酸反流。

目前临床上尚无统一的标准，查阅文献总结：①内科治疗无效的 GERD 及相关并发症，如食管炎、食管狭窄、BE。②最大药物治疗效果症状仍不缓解。③难治性 GERD。④伴有食管裂孔疝，最大径＞3cm。⑤患者拒绝 PPI 治疗。⑥不能耐受药物不良作用。⑦影响生活质量的 GERD 引起的食管外症状，如反流性哮喘、反流性咳嗽、反流性胸痛、反流性睡眠障碍等。而存在食管动力障碍，如贲门失迟缓、上消化道手术史、Barrett 食管、LA-C/LA-D 级、体重指数（BMI）＞35kg/m^2、对钛金属过敏、术后常规进行磁共振（MRI）检查的患者不适合接受 MSA 治疗。

MSA 的并发症主要有吞咽困难和食管侵蚀。吞咽困难临床发生率较高，但多为轻中度，多与术后水肿相关，可不予处理；术后食管侵蚀的发生率较低，主要原因为 MSA 型号过小，导致食管嵌压所致。MSA 抑制酸反流的疗效较好，且术后并发症发生率较低，操作简便，未来有望成为治疗胃食管反流病的主要手术方案。

（三）机器人辅助 Nissen 胃底折叠术

机器人手术系统，特别是以达·芬奇机器人手术系统为代表的广泛应用，使得传统的腹腔镜技术局限性在一些精细操作手术中进一步凸显。与传统腹腔镜手术比较，机器人手术有相对于人手外科手术更大的便捷性、稳定性和精确性；与传统腹腔镜手术相同，机器人手术也存在吞咽困难等术后并发症。

机器人辅助手术一般使用两个机械臂、一个镜头臂和一个助手孔进行操作，即"三臂四孔法"。手术首先使用机器人下持针器缝合右侧膈肌脚牵引出腹壁悬吊肝脏暴露术野，机械臂适当将胃往尾侧牵拉，助手适当牵拉迷走神经前干，分离腹段食管两侧，暴露双侧膈肌脚，分离食管下段后壁及左右侧壁，非吸收缝线加固膈肌脚。将胃底自食管左侧经食管后方牵拉到食管右侧，用胃底部对远端食管做360°包绕来形成活瓣。连续缝合，针距为1～2cm，松紧度以活瓣能轻松上下移动为判断标准，将胃底活瓣与膈肌脚缝合3针避免食管扭转和上下滑动。

机器人辅助Nissen胃底折叠术（robot-assisted Nissen fundoplication, RAF）是一种微创、安全有效的手术方式，为难治性GERD提供了一种新的选择。但目前还缺乏大型随机研究数据证明机器人系统优于常规腹腔镜手术。

（四）胃肠幽门保留术联合胃底折叠术

肥胖合并GERD的患者日益增加。肥胖是GERD的一个独立危险因素，且肥胖与GERD及相关并发症风险之间存在统计学上的联系。与非肥胖者发现的食管-胃反流屏障缺陷相比，胃内压升高在肥胖合并GERD患者中可能起着更重要的作用。对于病态肥胖GERD患者，单纯的胃底折叠术并不能获得令人满意的结果，多采用联合减肥的手术方式。

近年报道了治疗病态肥胖患者合并GERD的一种结合胃肠幽门保留手术（stomach intestinal pylorus sparing surgery，SIPS）和胃底折叠术的新方法，即SIPS术联合胃底折叠术。在袖状胃切除术的基础上，在胃幽门下2～3cm处横断十二指肠球部，球部近端与回肠距回盲瓣行端侧吻合，回肠-盲肠瓣膜有助于减少短肠综合征。保留幽门可控制固体排空，减少倾倒综合征的发生，有助于维持生理性胃排空率。

SIPS术联合胃底折叠术是一种新颖的手术方式，结合了胃底折叠术和减肥手术，短期随访中具有良好的抗反流和减肥效果。目前仍需要长期随访以进一步评估这项新技术是否适用于所有肥胖GERD患者。

（五）食管下括约肌电刺激术

LES电刺激术，是一种治疗LES电神经调节反射症状的微创手术方法。LES功能异常是导致GERD的根本原因，PPI等药物治疗可以减少胃酸的生成，但不能改变GERD的病理特征。因此，很多患者在接受内科治疗后症状依然持续存在，且长期服用抑酸药物也有很大的安全性问题。

LES电刺激术可以通过改善LES的压力和功能来恢复LES的生理学功能，防止胃酸反流进入食管，从而解决导致GERD的根本原因，尤善治疗GERD合并胃轻瘫患者。

LES电刺激术通过腹腔镜手术植入双极电极针和植入性脉冲发生器，通过外部无线编辑器，调节植入LES处的脉冲发生器产生电流，刺激LES致其压力增加，从而预防反流。

LES电刺激术可以有效减少食管酸暴露程度和PPI的使用量，改善GERD患者生活质量，且该治疗手段无胃肠道并发症或不良反应事件，远期疗效显著。目前来看，LES电刺激术是一种治疗GERD患者安全有效的方法。

总结，国内目前以腹腔镜手术为主，创伤小、恢复快、并发症少等是其独到的优点，随着内镜技术的进一步成熟，腹腔镜手术还可在治疗胃食管反流病上发挥更大的作用。但目前尚缺乏对腹腔镜抗反流手术的远期疗效评价，在控制反流疗效、减少并发症的发生及改善患者生活质量等方面，仍具有较大的发展空间及优势。近年来，各种新式手术也逐渐兴起，对胃食管反流病的手术治疗提供了新的方向，但其疗效及安全性仍需要大量的临床试验来验证。

尽管手术有效率可以达90%，但目前尚无适于所有患者的手术方式。食管缩短的程度、食管动力障碍、既往手术史及当地腹腔镜技术的专业水平等因素均影响手术的效果。但对于外科手术，尤其是腔镜手术在胃食管反流病治疗中的地位和作用，需要给予足够的重视。

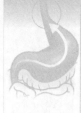

第四章 胃食管反流病的中西医结合优势

第一节 中医诊治特色

传统中医理论不仅仅是千百年来的经验医学，其理论精华及验案精粹同样经过了世代流派医家们的悬壶验证，方得以诸子真言、百家医案的形式流传至今。GERD 是中医诊治的优势病种之一，溯古至今，经过历代医家的传承和积淀，已经形成了独具特色的诊察体系。近年来，随着中医药理论创新及现代化科研发展，中医诊治 GERD 特色日益显现，尤其对于控制发病率、降低复发率等方面发挥了重要的作用，充分得到了临床认可，取得了较为可观的应用价值。中医认识 GERD 较早，对 GERD 的认知较为系统、全面。中医诊治 GERD 的优势之处，主要体现在整体诊疗思维、养生康复理念等方面。

一、中医整体诊疗思维

中医对于人体生理与疾病关系的认识，是整体审察、诊法合参、病症结合等理念相互融合的结果。中医理论视角下的"人"，是阴阳和调、气血调畅、脏腑相安的整体，中医理论层面上的"疾病"，被定义为阴阳失衡、气血失和、脏腑失调的病理状态。相比于西医从局部器官功能、组织结构及细胞的微观特征等方面考察 GERD 的发病机理，传统中医从阴阳、藏象、经络、五行、体质等学说角度，整体辨识了 GERD 的病位、病性、病机，逐步形成了以"辨病 – 辨证 – 辨体"三位一体的诊断思维，以及"病症 – 方证 – 药证"有机结合的治疗方法。

(一)"辨病－辨证－辨体"诊断思维

"病"与"证"的关系蕴含着中医理论的实践价值,"病症结合"是中医诊疗疾病规范化、客观化的具体表现。中医理论认为,宏观辨病与微观辨证的有机结合,对于深入探讨疾病本质,获得临床精准诊断具有重要的意义。"病症结合"的实质就是在整体观念的指导下,运用四诊及辨证方法,对人体在致病因素影响下所出现的一系列症状进行细致地观察与分析,从错综复杂的现象中找出矛盾所在,准确判断疾病的基本性质,确定其所患疾病与所属证候。

近年来,随着中医体质学说的研究发展,以及对于中医诊断学及中医体质学说研究的不断深入,"辨病－辨证－辨体"三位一体的诊疗思维已为中医学界所倡导。体质是由先天遗传和后天获得所形成的,人体在形态结构和功能活动方面所固有的、相对稳定的特性。个体体质的不同,表现为在生理状态下对外界刺激的反应和适应上的某些差异性,以及发病过程中对某些致病因子的易感性和疾病发展的倾向性。"辨病－辨证－辨体"体系,即以体质、疾病、证候三者之间的相互关系为前提,以"体病相关"和"体质可调"理论为依据,以辨体论治为核心的临床诊疗体系,其临床具体应用是对疾病、证型、体质之间密切关联的客观体现。

中医对于体质与GERD关系的研究及应用,亦是中医诊治GERD的特色之一。中医体质学说认为,体质是人体在先天禀赋和后天获得的基础上所形成的形态结构、生理功能和心理状态方面综合的、相对稳定的固有特质,体质反映了人体脏腑、经络、气血、阴阳的盛衰,偏颇的体质状态是介于生理与病理之间的过渡阶段,这与现代亚健康观点颇为相似。体质偏颇与GERD的发生及转归密切相关,当致病因素影响时,则增加GERD患病或复发的风险。中医体质学说对于GERD整体辨识的思维,反映了GERD患者体质差异与群体趋同的特点,辨识、掌握GERD患者人群的体质分布,有利于更加全面系统的审证求因、辨证施治。

（二）"病症-方证-药证"治疗方法

张仲景的《伤寒论》和《金匮要略》奠定了中医药物治疗的辨证体系，主要包括了病症、方证、药证三个方面。病症，是疾病发展不同阶段的主要矛盾，是从疾病发展规律、疾病基本矛盾与主要矛盾的关系上去动态地认识疾病；方证，是对使用方剂适应病症的诊断标准，把握方证有助于执简驭繁地使用方剂；药证，是对选用中药适应病症的诊断标准、用药依据以及对具体中药主要功效、适应病症的概括和总结。

"病症-方证-药证"三位一体的辨证思路是临床辨证的关键点，GERD 的辨证施治应做到病症结合、方证相应、药证匹配。临床医生诊治 GERD 应紧扣本虚标实的病机特点，辨治气滞、痰浊、湿热、瘀血等病理因素，并在辨证施治的基础上，辨识、调理偏颇体质。中医整体观辨治GERD，审察病机，从虚、实、寒、热辨识，从五脏六腑辨识，从五行、经络、气血辨识。针对反酸、烧心、咽阻、胸痛等临床较为难治的症状，涵盖和、温、补、清、消等多种治疗方法，旨在调阴阳、和气血，促进脾胃功能恢复，缓解临床症状。中医治疗 GERD 的原则以调补脾胃为治本之策，畅达气机为治疗关键，遣方用药当理归醇正、方求和缓、精当简约。病症结合、方证相应、药证匹配，是 GERD "三位一体"的治疗策略。

二、中医健康管理策略

（一）"治未病"理念的应用

预防为主、防治结合是当前治疗 GERD 的主要策略。中医"治未病"思想强调未病先防、既病防变和愈后防复，对 GERD 的防治工作具有指导性意义。

1. 未病先防 未病，是对疾病发生前人的生命特征的概括，狭义未病指阴平阳秘的健康状态，而广义未病还描述了病症萌发的危险。未病先防是"治未病"思想的核心内涵，主要体现在通过指导人群规避 GERD 相关危险因素，有效降低疾病的发病风险。GERD 危险因素主要包括吸烟、饮酒、肥胖、久坐、劳累、熬夜、饱餐、睡前进食、低枕位睡眠、餐后运动、饮食偏嗜等不当习惯，抑郁、焦虑、睡眠紊乱等精神心理障碍，以及非甾体抗炎药物、抗胆碱能药物、钙离子通道阻滞剂、地西泮等药物的过度使用。

2. 既病防变 疾病发生后，处于正邪交争阶段，此时邪正力量相互拮抗，若正不胜邪，邪气传变，则由浅入深，或由衰向盛。既病防变的措施基于辨证分型的基础，治疗GERD可予以疏肝泄热、化湿利胆、理气化痰、健脾益气、活血化瘀、辛开苦降等治法，以复胃气和降。此外，对于病程中多见气滞、郁热、痰浊、瘀血相互兼杂，治疗应在调补脾胃的基础上，随证灵活应用调理脏腑气机、清泄肝胃郁热、理气祛痰化湿、活血化瘀通络等治法，以恢复胃气通降的生理状态，延缓或阻断疾病的进一步发展。

3. 愈后防复 中医学认为，疾病复发可能与正气亏虚及体质偏颇有关。此时期应重视早期有效的诊治，及时掌握病邪传变的规律，避免因为误诊、延治而出现疾病不利转归。既病应防患防变，截断病邪传变途径，及时控制病情转变。愈后防复，意在扶正气、避邪气、抑复发，通过颐体养质、调整偏颇，保持"五脏元真通畅""不遗形体有衰"，使人体尽快恢复健康状态。愈后防复的着重点在于通过运用中医养生康复方法等调理体质，降低GERD复发的风险。

（二）中医养生康复指导

在"治未病"思想的指导下，养生康复策略的实质是中医健康管理。中医健康管理借鉴了西医的健康管理模式，从社会、生理、心理等多维角度，对健康或疾病阶段的生理病理、体质等特点进行辨识、管理，将中医诊察手段运用于对健康、亚健康及患病人群依据健康状况制定个体化养生的调理方案。

养生康复是中医干预GERD的重要措施，具有精、简、效、廉的特点，包括药、食、针、灸、浴、按摩、推拿、贴敷等多种特色调摄方法，可"因人制宜"的量身定制个性化养生方案。对于GERD患者，应指导其规避生活方式、饮食习惯、精神因素、药物使用、相关疾病等方面危险因素，防治结合，增强 GERD 临床治疗效果。同时，应辨识 GERD 患者体质类型，调理偏颇体质，积极预防 GERD 复发，如运用膳食调养、针灸理疗、推拿按摩、膏方调理、情志疏导、练功健身等中医特色养生调理方法。中医外治法的历史源远流长，内病外治在 GERD 预防保健中的应用较为广泛。在穴位贴敷、针刺、艾灸、拔罐、中药灌肠、中药熏洗、耳穴压豆、按摩等传统外治疗法的基础上，运用现代医疗科技手段开发新的中药离子导入、穴位埋线、音乐疗法等。内治法与外治法的有机结合，能够实现传统中医与现代前沿科技优势互补，对临床提高 GERD 诊疗效果有着重要的应用价值。

第二节 西医诊疗特点

GERD 是消化内科临床的常见病、多发病，其发病机理尚不完全明确，一直以来都是消化学界的研究重点。西医对 GERD 的认知已然从最初的人体解剖学、生理学、病理学等传统学科，渐进发展为 21 世纪前沿的分子生物学、微生物学、细胞学、免疫学、基因工程学、网络药理学等现代学科，实现了从理论到实践、从宏观至微观的研究质变。近年来，基于现代科学技术的"脑-肠-微生物"轴、炎症信号通路、免疫因素、基因多态性等机制研究的最新成果，从多靶点、多层次深入认识 GERD 的发病机理及病理本质，既丰富了 GERD 诊疗的理论体系，亦推动了临床治疗方案的更新优化。

西医对于 GERD 的治疗，以诊断精准化、治疗多样化及管理智能化为特点，系统构建了以临床症状、诊断标准、辅助检查及治疗方案为核心的诊疗模式，是目前消化内科疾病诊疗中具有代表意义的特色体系之一。

一、西医诊断精准化

诊断明确是疾病有效治疗的重要基础。西医对 GERD 发病机理的研究越发深入，而对于诊断及治疗方法的更新优化，越来越强调"精准"的必要条件。"精准医疗"是整合应用现代科技手段与传统医学方法，科学认知人体功能与疾病本质，系统优化人类疾病防治和健康促进的原理和实践，以高效、安全、经济的健康医疗服务获取个体和社会最大化健康效益的新型健康医疗服务范式。

精准诊断是精准治疗的第一步。西医诊断 GERD 的临床思维，需依靠辅助检查，以客观的检测指标作为衡量标准，实现对胃食管反流的精准定位及定性。诸如反流疾病问卷、PPI试验、上消化道内镜检查、食管反流监测、食管高分辨率测压等临床常用诊断方法，能够在较短的时间内明确诊断，精准地区分GERD临床类型，并与其他疾病相鉴别，充分体现了在现代科技背景下医疗服务的高效及便捷。精准诊断GERD的优势在于，一方面能够快速的确定疾病的性质，利于为患者选择合适的治疗方案，提高诊疗效率；另一方面可以通过对食管外症状，如咳嗽、咽炎、哮喘、牙蚀症进行评估，鉴别贲门失弛缓症、功能性胃灼热、心源性胸痛、非心源性胸痛及消化性溃疡等疾病，降低漏诊、误诊的风险。

二、西医治疗多样化

西医对于GERD的治疗以"起效快""覆盖面广"为特点。诸如PPI、P-CAB等抑酸剂，氢氧化铝、铝碳酸镁、海藻酸盐等抗酸剂，多潘立酮、莫沙必利等促胃肠动力剂等常规药物治疗方案，以及γ-氨基丁酸β受体激动剂、三环类抗抑郁药、选择性5-HT再摄取抑制剂等其他药物治疗方法，均具有快速缓解临床症状，改善患者生活质量的作用。除此之外，内镜下射频消融术（Stretta射频治疗）、经口无切口胃底折叠术（TIF）、抗反流黏膜切除术（ARMS）等内镜治疗方式，以及经腹腔镜Nissen胃底折叠术、磁环括约肌增强术（MSA）等外科手术操作方法，也成为了GERD治疗方案中的可选项目，拓宽了治疗人群的覆盖面，使更多患者受益。此外，西医对于GERD的相关并发症，如BE、食管狭窄等的干预策略较为成熟，这对于完善GERD的诊疗体系具有重要的意义。

新药研发是目前热点之一，也是缩短治疗周期、提高治愈率的突破方向。药物的系统性研发密切结合了最新研究成果，结果客观、真实、可靠，具有较高的安全性，能够为临床治疗GERD提供更多的选择方案。

三、西医管理智能化

GERD 患者的健康管理是西医维系治疗效果的重要举措。在现代科学技术背景下，依托互联网、云计算等人工智能技术，建立医药领域具有预测性、预防性和可参与性的高智能移动医疗设备，实现医、药、信息"三网合一"推动了医生与患者间双向、多向的信息交流及反馈互动，相比传统的"医生－档案－患者"单向人工管理方式，能够实现对人群健康状态的连续追踪、实时反馈及疾病的精准预防、高效治疗。西医对 GERD 患者的健康管理，主要依托现代医疗大数据技术，在智能化环境中，能够为 GERD 患者提供个性化管理方案，实现医疗资源共享，对于推动现代疾病预防保健新体系的建设具有重要的战略意义。

然而，西医诊疗 GERD 存在不足之处。如何控制 GERD 逐年升高的发病率，如何降低治疗后反流复发的风险，目前仍然是消化学界亟待解决的难题。

第三节 中西医结合的时机及要点

西医治疗 GERD 疗效可靠,但临床时有停药后症状复发的报道,且难治性 GERD 仍为目前的诊疗难点,同时长期使用 PPI 等药物可能会增加骨质疏松、低镁血症及肠道菌群紊乱的风险。中医治疗 GERD 具有简、便、效、廉的特色,副作用小,远期疗效稳定,且中医对于 GERD 与其他疾病的症状重叠治疗存在优势。基于整体审查、辨证施治、防治结合等理念,运用中医内治、中医外治等治疗 GERD 已得到临床认可。诊疗 GERD 应重视中西医结合思维,中西医结合治疗是目前临床普遍认可的 GERD 诊疗方案。中西互参并用,优势互补,相辅相成,能够增强治疗效果,发挥起效快、效专攻的特点。

一、中西医结合的时机

GERD 的中西医结合诊疗时机在于分期诊疗,分期诊疗是中西医结合辨治 GERD 的特色方案。分期疗法的确立,是基于中医、西医诊治 GERD 各具特色的基础上,结合疾病病程的不同阶段病理特点,采取合适的治疗方案。

GERD 具有易发病、可缓解、多复发的疾病特点,对于分期诊疗的时机把握,充分发挥中医、西医各自的优势,能够提高疾病的诊疗效率。分期诊疗的关键要点,在西医明确诊断的基础上,依据不同阶段的临床症状及发病机理特点,可以主张将 GERD 的病程分为发作期和缓解期两个阶段。同时,针对发作期及缓解期的病理特征,采用中医、西医或中西医结合治疗方法,最大程度地发挥综合的治疗效果。

GERD 的发作期以烧心、反流、上腹痛、嗳气等症状较为明显为特点，首诊时应依靠西医辅助检查手段，借助胃镜等检查确诊及确认 GERD 的临床分型，排除其他消化道疾病，从西医角度先明确疾病诊断。快速缓解临床症状，促进内镜下黏膜的修复是发作期治疗的首要目标，以 PPI 等药物标准化治疗为主，必要时可考虑内镜治疗或手术治疗等方式，同时配合中医辨证施治下的中医内治、中医外治诸多方法，做到中西医并用，充分发挥中医药的干预优势。

GERD 的缓解期临床症状不甚明显，但常易出现病情反复、症状复发，此期应以巩固疗效、减少复发为目的。缓解期的治疗一般因人而异，根据患者病情及体质特点而定，可予中药调理，同时应辨识、调理偏颇体质，配合运用膳食调养、针灸理疗、推拿按摩、膏方调理、情志疏导、练功健身等中医养生方法，改善患者生活质量。

二、中西医结合的要点

中西医结合治疗 GERD 有利于改善患者的临床症状，提高生活质量。中西医结合治疗要点，主要在于重视饮食、情绪、行为方式的调整、临床分型的治疗方案选择及难治性 GERD 治疗等方面。

重视饮食、情绪、行为方式的调整。饮食方面，GERD 患者应注意戒烟限酒，避免睡前进食、久坐、劳累、熬夜、饱餐，避免浓茶、咖啡、巧克力、薄荷、留兰香、过甜或过咸高脂饮食等；情绪方面，应注意避免长时间处于抑郁、恼怒、焦躁等不良情绪状态；行为方式方面，应注意保持健康体重、抬高枕头等。此外，还应规范非甾体抗炎药物、抗胆碱能药物、钙离子通道阻滞剂、地西泮等药物的服用。同时，配合药、食、针、灸、浴、按摩、推拿、贴敷等多种特色调摄方法，调理偏颇体质，"因人制宜"制订个性化养生方案。

对于 GERD 不同分型的治疗及并发症的干预同样重要。例如，在应用 PPI 及中药辨证论治的基础上，针对 RE 治疗，可考虑重点选用中药促进食管黏膜损伤创面的有效愈合；针对 BE 的治疗，可考虑结合活检病理结果，采取不同时间的随访及必要时行内镜下治疗，并选用对异型增生有治疗效果的中药；对于 NERD 的治疗，重点选用针对内脏高敏感的中药进行治疗；针对食管狭窄，经扩张后需抑酸维持治疗，以改善吞咽困难的症状和减少再次扩张的需要，且在扩张治疗之外，可考虑运用活血化瘀散结中药进行治疗。

RGERD 需行内镜、食管高分辨率测压和食管阻抗 pH 值监测等检查，有助于排除其他食管和胃的疾病，且需要检查患者的服药依从性，优化 PPI 的使用或更换 P-CAB。经全面、细致的检查除外其他病因，确实存在反流证据的，可权衡利弊后行内镜或手术治疗。对于 RGERD 可以采用中医药疗法，具有一定抗炎、抗氧化、改善胃肠动力及调节精神心理等作用，能够发挥起效快、效专攻的特点，配合修身养性、情志养生、饮食养生、生活起居养生、运动养生等，可以早发现、早干预健康风险，体现预防为主、防治结合的治疗新思路。

第四节 病案分析

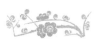

病案一

(一)病例简介

患者,女性,49岁。2018年3月12日初诊。

主诉:胸骨后烧灼感间作3年余,加重1周。

病史:患者3年来间断出现烧心等不适,偶有口中泛吐酸水,伴咽喉梗阻,咽痛时发,口干口苦,患者于2015年、2016年及2017年行胃镜检查,检查结果提示慢性胃炎,间断服用奥美拉唑、兰索拉唑、达喜等,开始稍有好转,然后病情反复。近1周病情加重,胃灼热不能缓解,日间常感恶寒,伴汗出、头汗多见、腰膝酸冷等不适,自诉腰部以下常年觉寒,咳嗽间作,痰少,无心悸胸痛,无明显嗳气,纳谷欠佳,大便3~5日一行、便干,夜寐欠佳,舌质红,苔薄白,脉象弦细。

辅助检查:反流性食管炎(B级);慢性胃炎;幽门螺杆菌(-)

中医诊断:吐酸。

西医诊断:反流性食管炎;慢性胃炎。

辨证:寒热错杂证。

(二)治疗方案

1. 西医治疗 艾司奥美拉唑肠溶胶囊20mg,每日2次。

2. 中医治疗 治以清上温下,苦开辛降。方选附子泻心汤合自拟方"通降合剂"加减。

制附片(先煎)6g　黄　连3g　　黄　芩10g　　熟大黄6g

炒白术 10g	炒白芍 20g	茯　苓 15g	生薏苡仁 30g
吴茱萸 1g	法半夏 10g	陈　皮 5g	苏　梗 6g
枳　实 10g	桔　梗 6g	竹　茹 10g	浙贝母 12g
海螵蛸 15g	生甘草 6g		

7剂，每日1剂，水煎，分2次服用。

2018年3月19日二诊，患者诉服药后胃灼热明显减轻，较前比发作次数减少、持续时间亦减轻，咽喉不适感全无，且一直苦恼的便秘症状也有好转。告知患者目前虽病情有所改善，但此病较久、镜下见食管黏膜有明显损伤，且未经系统治疗，尚不可轻怠。

患者的全病程治疗方案如下：前4周口服西药常规剂量，联合以上中药煎剂加减；第5、6周服用西药剂量减半（艾司奥美拉唑肠溶胶囊20mg，每日1次）+中药汤剂（根据症状调整）；第7、8周停用西药，继续予中药煎剂口服4周巩固疗效。

（三）分析讨论

患者病程日久，上实下虚，上热下寒，寒热错杂，呕吐酸水，胃中灼热为上焦湿热之表现，腰膝酸软、日间恶寒为下焦虚寒之象。故需上清下温，寒热平调，方选附子泻心汤合自拟方"通降合剂"加减。

方中附子辛热，起温经扶阳之效；大黄清泄脾胃无形之邪热；黄连苦寒入肝胆胃经，健胃而降，起到疏肝利胆、清热解毒之功效；黄芩清泄少阳郁热；吴茱萸辛开肝郁，苦降胃逆，既可助黄连和胃降逆，又能制黄连之寒，使泻火而不凉遏，苦寒而不伤胃，并可引黄连入肝经，两药配伍，共奏清泻肝火、降逆止呕之功；半夏辛温性燥，燥湿化痰、和胃降逆；白芍酸苦微寒，养血敛阴，柔肝缓急；陈皮、枳实理气行滞，宽中散结；桔梗、浙贝母清热化痰；白术、茯苓、生薏苡仁健脾除湿，使运化有权，气血有源；竹茹和胃燥湿，化痰降逆；甘草补脾和中而调诸药。诸药相伍，使寒去热清，升降复常。

病案二

(一) 病例简介

患者,男性,54岁,教职工,2019年7月9日初诊。

主诉:胃脘部灼热、反酸两年余,加重半年。

病史:患者两年前出现胃灼热,时常口泛酸水,口苦咽干,伴胸胁胀满,嗳气偶作,胃镜提示反流性食管炎(B级)、慢性胃炎伴胆汁反流,口服奥美拉唑镁肠溶胶囊、铝碳酸镁咀嚼片治疗,症状稍缓解,但反复发作。患者平素易怒易郁,近半年病情加重。就诊时见:患者胃灼热,口泛酸水,口苦咽干,伴胸胁胀满,嗳气频频,纳谷一般,二便尚调,夜寐一般。

查体:面色红,舌质红,苔黄腻,脉象弦滑,未闻及异常气味及声音。

辅助检查:胃镜提示反流性食管炎(B级);慢性胃炎伴胆汁反流。

中医诊断:吐酸。

西医诊断:胃食管反流病。

辨证:胆热犯胃证。

(二) 治疗方案

1. 西医治疗 艾司奥美拉唑镁肠溶片20mg,口服,每日2次;铝碳酸镁咀嚼片0.5g,口服,每日3次。

2. 中医治疗 中医治疗多以清化胆热、健脾化湿、降气和胃为主。

太子参 15g	白 术 10g	白 芍 20g	茯 苓 10g
半 夏 10g	砂 仁 3g	木 香 10g	竹 茹 10g
陈 皮 6g	枳 壳 10g	佛 手 10g	仙鹤草 10g
黄 芩 10g	黄 连 3g	吴茱萸 1g	乌贼骨 15g
浙贝母 10g	甘 草 3g		

用法:7剂,每日1剂,水煎,分2次服用。

二诊：患者胃灼热、口泛酸水、口苦等症状稍缓解，夜寐不佳，继续原方案治疗，在原方基础上加入合欢皮 10g，远志 10g，共 14 剂，西医继续原方案治疗。

三诊：患者诸症改善，续服前方 14 剂，西医继续原方案治疗。之后再续前方 3 次，共 42 剂。服药后随访未诉特殊不适，后复查胃镜提示慢性胃炎。

（三）分析讨论

本案患者以胃灼热、口泛酸水为主症，伴口苦，胸胁胀满，嗳气频频，此系胆腑郁热、胃失和降所致，察色按脉，辨为胆热犯胃之证，治以清化胆热、健脾化湿、降气和胃之法。黄连温胆汤合香砂六君子汤中竹茹、浙贝母、黄芩、黄连清化痰浊，泄胆胃湿热；半夏、砂仁温化痰湿；吴茱萸与黄连成左金丸，与乌贼骨共同制酸；太子参、茯苓、白术、白芍、仙鹤草柔肝健脾，补虚养中；陈皮、木香、枳壳、佛手疏肝理气和胃；甘草调和药性。诸药合用，邪正兼参，标本兼顾，旨在恢复胆胃相安、腑气和降的状态。

胆胃不和、胃气上逆是 GERD 重要的病机特点，胆胃同病、脏腑失调是该病发病基础，气滞、痰湿、湿热是该病病理因素。GERD 治疗针对气机壅塞、脏腑郁热、身心不和等病机特点，应以利胆和胃、调理脏腑为治则。利胆和胃勿忘疏肝理气，清胆和胃兼以健脾化湿，安胆和胃赖以养心怡神，做到补泻兼施，祛邪无伤正之虞，滋养无留寇之弊，体现了在中医整体观念指导下辨证施治的优势。

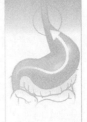

附录 治疗胃食管反流病的常用方剂

1. 小柴胡汤（《伤寒论》）

【药物组成】柴胡、黄芩、人参、半夏、炙甘草、生姜、大枣。

【功用】和解少阳，和胃降逆，扶正祛邪。

【方解】方中柴胡苦平，入肝胆经，透泄少阳之邪，疏泄气机之郁滞；黄芩苦寒，清泄少阳之热；柴胡、黄芩一散一清，以解少阳之邪。胆气犯胃，胃失和降，佐以半夏、生姜和胃降逆止呕；人参、大枣益气补脾，两者配伍，一者取其扶正以祛邪，二者取其益气以御邪内传，俾正气旺盛，则邪无内向之机。人参、大枣与半夏、生姜相伍，以利中州气机之升降。炙甘草助参、枣扶正。诸药合用，以和解少阳为主，兼和胃气，使邪气得解，枢机得利，则诸证自除。

【适应证】临证可用于治疗肝胃不和型 GERD，症见胃灼热，反酸，胸骨后灼痛隐隐，胸胁胀闷，嗳气不舒，心烦易怒，口干口苦，舌红，苔薄黄，脉弦。

2. 柴胡疏肝散（《证治准绳》）

【药物组成】陈皮、柴胡、川芎、枳壳、芍药、甘草、香附。

【功用】疏肝解郁，行气止痛。

【方解】柴胡苦辛而入肝胆，条达肝气而疏郁结；香附味辛入肝，疏肝行气止痛；川芎味辛，性温，入肝胆经，能行气活血、开郁止痛。两药共助柴胡疏肝解郁，且有行气止痛之效。陈皮理气行滞而和胃，醋炒以入肝行气；枳壳行气止痛以疏理肝脾；芍药养血柔肝，缓急止痛，与柴胡相伍，养肝之体，利肝之用，且防诸辛香之品耗伤气血；甘草调和药性，与白芍相合，则增缓急止痛之功。诸药合用，共奏疏肝解郁、行气止痛之功。

【适应证】可用于治疗因情志不遂而见脘腹胀痛、胃灼热，或脘腹胀痛，窜及胁肋，反酸，呕逆，嗳腐，舌红，苔薄，脉弦。

3. 四逆散《伤寒论》

【药物组成】甘草、枳实、柴胡、白芍。

【功用】透邪解郁，疏肝理脾。

【方解】柴胡升发阳气，疏肝解郁，透邪外出；白芍敛阴，养血柔肝，与柴胡合用，以补养肝血，条达肝气，可使柴胡升散而无耗伤阴血之弊；佐以枳实理气解郁，泄热破结，与柴胡为伍，一升一降，增舒畅气机之功，并奏升清降浊之功；与白芍相配，又能理气和血，使气血调和。甘草调和诸药，益脾和中。四药配伍，共奏透邪解郁、疏肝理脾之功，使邪去郁解，气血调畅，清阳得伸，四逆自愈。原方用白饮（米汤）和服，亦取中气和则阴阳之气自相顺接之意。

【适应证】临床上可用于 GERD 中虚气逆证，症见泛酸或泛吐清水，神疲乏力，胃脘隐痛，胃痞胀满，食欲不振，嗳气或反食，大便溏薄，舌淡苔薄，脉细弱。

4. 左金丸《丹溪心法》

【药物组成】黄连、吴茱萸。

【功用】清肝泻火，降逆止呕。

【方解】重用黄连为君，一则与吴茱萸相伍清肝火；二则善清胃热；三则泻心火，寓"实则泻其子"之意。少佐辛热之吴茱萸，辛开肝郁，苦降胃逆，既能助黄连和胃降逆，又能制黄连之寒，使泻火而不凉遏，苦寒而不伤胃，并可引黄连入肝经。两药配伍，共奏清泻肝火、降逆止呕之功。

【适应证】用以治疗 GERD 肝火犯胃证，症见呕吐酸苦，舌红苔黄，嘈杂，脘腹胁胀满疼痛，舌红，苔黄，脉弦数。

5. 大柴胡汤《金匮要略》

【药物组成】柴胡、黄芩、芍药、半夏、枳实、大黄、大枣、生姜。

【功用】和解少阳，内泄热结。

【方解】方中重用柴胡为君，疏解少阳之邪。臣以黄芩清泄少阳郁热，与柴胡相伍，和解清热，以解少阳之邪；轻用大黄、枳实泄热通腑，行气破结，内泻阳明热结；芍药缓急止痛，与大黄相配可治腹中实痛，合枳实能调和气血，以除心下满痛；半夏和胃降逆，辛开散结；配伍大量生姜，既增止呕之功，又解半夏之毒；大枣和中益气，与生姜相配，调脾胃、和营卫。诸药合用，和解少阳，内泄热结，使少阳与阳明之邪得以分解。

【适应证】可用以治疗胃灼热、反酸、胸骨后灼痛明显，伴有腹痛、腹胀、便秘、舌红苔黄、脉弦数等里实热证。

6. 旋覆代赭汤《伤寒论》

【药物组成】旋覆花、人参、生姜、代赭石、炙甘草、半夏、大枣。

【功用】降逆化痰，益气和胃。

【方解】旋覆花苦辛咸温，性主降，善于下气消痰，降逆止噫；代赭石重坠降逆以止呃，下气消痰；半夏祛痰散结，降逆和胃；生姜用量独重，和胃降逆增其止呕之力，并可宣散水气以助祛痰之功效；人参、大枣、炙甘草甘温益气，健脾养胃，以治中虚气弱之本。诸药相合，标本兼治，共奏降逆化痰、益气和胃之功，使逆气得降，痰浊得消，中虚得复。

【适应证】临床上可用于治疗GERD症见咽喉不适，如有痰梗，胸膺不适，嗳气或反食，吞咽困难，声音嘶哑，半夜呛咳，舌苔白腻，脉弦滑。

7. 黄连温胆汤《六因条辨》

【药物组成】黄连、竹茹、枳实、半夏、陈皮、甘草、生姜、茯苓、大枣。

【功用】清热燥湿，理气化痰，和胃利胆。

【方解】黄连苦寒入肝胆胃经，健胃而降，起到疏肝利胆、清热解毒之功；竹茹和胃燥湿，化痰降逆；枳实下气行滞，促黄连苦降，具有理气燥湿之功；半夏健脾化痰，降逆止呕，消瘀散结；茯苓健脾除湿；甘草健脾和气，同时加生姜止痛化痰，效果显著。本方诸药共奏清热燥湿、理气化痰、和胃利胆之功。

【适应证】常用于治疗GERD胆热犯胃证，症见口苦咽干，胃灼热，或伴胁肋胀痛，胸背痛，反酸，嗳气或反食，心烦失眠，易饥，舌红，苔黄腻，脉弦滑。

8. 半夏厚朴汤《金匮要略》

【药物组成】半夏、厚朴、茯苓、生姜、苏叶。

【功用】行气散结，降逆化痰。

【方解】半夏辛温入肺胃，化痰散结，降逆和胃；厚朴苦辛性温，下气除满。两药相合，化痰结，降逆气，痰气并治。茯苓健脾渗湿，湿去则痰无由生；生姜辛温散结，和胃止呕，且制半夏之毒；苏叶芳香行气，理肺疏肝，助厚朴以行气宽胸，宣通郁结之气。诸药合用，共奏行气散结、降逆化痰之功。

【适应证】常用于GERD气郁痰阻证，临床表现为咽喉不适，痰少质黏难咳，或伴嗳气或反流，吞咽困难，声音嘶哑，舌苔白腻，脉弦滑。

9. 启膈散《医学心悟》

【药物组成】沙参、丹参、茯苓、川贝、郁金、砂仁、荷叶蒂、杵头糠。

【功用】润燥解郁，化痰降逆。

【方解】沙参清胃润燥而不腻；川贝解郁化痰而不燥；茯苓补脾和中；砂仁化湿行气；郁金开郁散结；丹参补血活血；荷叶蒂宣胃气。诸药合用，共奏润燥解郁、化痰降逆之功。

【适应证】症见吞咽梗阻，胸膈痞满，或疼痛，情志抑郁时加重，嗳气呃逆，呕吐痰涎，口干咽燥，大便秘结，舌质红，苔薄腻，脉弦滑。

10. 黄芪建中汤《金匮要略》

【药物组成】桂枝、炙甘草、大枣、芍药、生姜、胶饴、黄芪。

【功用】温中补气，和里缓急。

【方解】黄芪益气固表；桂枝温经通阳，使脾阳运转；芍药柔肝安脾，缓急止痛；炙甘草助桂枝益气温中，又合芍药酸甘化阴而益肝滋脾；生姜温胃散结，和胃止呕；大枣补脾益气。诸药合用，益气温中，疏肝和胃，气机调畅，诸症悉除。

【适应证】多用于脾胃虚寒型GERD，临床常见泛吐酸水清稀，胸脘隐痛不适，喜温喜按，四肢不温，纳谷欠佳，大便或溏，舌苔薄白，脉虚而缓。

11. 吴茱萸汤《伤寒论》

【药物组成】吴茱萸、人参、生姜、大枣。

【功用】温中补虚，降逆止呕。

【方解】吴茱萸辛苦性热，入肝、肾、脾、胃经，上可温胃散寒，下可温暖肝肾，又能降逆止呕，一药而三经并治水；重用辛温之生姜为臣，温胃散寒，降逆止呕。吴茱萸与生姜配伍，相须为用，温降并行，颇宜阴寒气逆之机。人参、大枣并用，补益中气，与吴茱萸、生姜合用，使清阳得升，浊阴得降，遂成补虚降逆之剂。

【临床应用】常用于症见吞酸嘈杂，食后干呕，或呕吐酸水，或吐涎沫，胸满脘痛，畏寒肢凉，甚则手足逆冷，大便稀溏，舌淡，苔白滑，脉沉迟者。

12. 血府逐瘀汤《医林改错》

【药物组成】桃仁、红花、当归、生地黄、川芎、赤芍、牛膝、桔梗、柴胡、枳壳、甘草。

【功用】活血化瘀，行气止痛。

【方解】桃仁破血行滞而润燥，红花活血祛瘀以止痛，共为君药。赤芍、川芎助君药活血祛瘀；牛膝入血分，性善下行，能祛瘀血，通血脉，并引瘀血下行，使血不郁于胸中，瘀热不上扰，共为臣药。生地黄甘寒，清热凉血，滋阴养血；合当归养血，使祛瘀不伤正；合赤芍清热凉血，以清瘀热。三者养血益阴，清热活血，共为佐药。桔梗、枳壳，一升一降，宽胸行气；柴胡疏肝解郁，升达清阳，与桔梗、枳壳同用，尤善理气行滞，使气行则血行。合而用之，共奏活瘀化气行血之功。

【适应证】可用于 GERD 气滞血瘀证，常表现为饮食梗阻难下，食不能下，甚或呕出物如赤豆汁，或便血，胸膈疼痛，固定不移，面色晦暗，肌肤甲错，形体羸瘦，舌质紫暗，脉细涩。

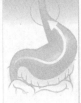

参考文献

1. 王其彰.食管胃连接部与食管下括约肌［J］.食管外科电子杂志，2013，1（2）：70-81.

2. 肖中举，杜友爱.生理学［M］.北京：人民卫生出版社，2018.

3. 王庭槐.生理学［M］.9版.北京：人民卫生出版社，2018.

4. 施建蓉，赵铁建.生理学［M］.4版.北京：中国中医药出版社，2016.

5. 傅梦杰，朱凌云.胃食管反流病相关危险因素的研究进展［J］.世界华人消化杂志，2016，24（17）：2654-2660.

6. 石蕾，王薇.老年胃食管反流病的诊治［J］.中华诊断学电子杂志，2017，5（2）：73-79.

7. 屈坤鹏，成晓舟.我国部分地区胃食管反流病患病率的Meta分析［J］.中华胃食管反流病电子杂志，2015，2（1）：34-44.

8. 魏晟.北京市城市社区居民胃食管反流病危险因素相关研究［J］.中国妇幼健康研究，2017，28（S1）：3.

9. 张玲，邹多武.胃食管反流病的流行病学及危险因素［J］.临床荟萃，2017，32（1）：1-4.

10. 王瀛峰，张继全，吴飞，等.胃食管反流病的中西医发病机理及临床治疗的研究进展［J］.世界华人消化杂志，2013，21（34）：3821-3827.

11. 周旭萍，何荣海，全红，等.老年2型糖尿病患者反流性食管炎临床特点和疗效的影响因素［J］.胃肠病学，2014，19（122）：730-733.

12. 张声生，朱生梁，王宏伟，等.胃食管反流病中医诊疗专家共识意见（2017）［J］.中国中西医结合消化杂志，2017，25（5）：321-326.

13. 马辉，顾庆华.顾庆华教授从胆胃论治胃食管反流病经验［J］.吉林中医药，2013，33（2）：122-123.

14. 薛立斋.薛立斋内科摘要评析［M］.北京：中国中医药出版社，2012.

15.15 时乐，单兆伟.单兆伟教授运用升降宣润法治疗胃食管反流病的经验［J］.光明中医，2015，30（3）：470-472.

16.汪青楠.姚乃礼教授对胃食管反流病的病机认识及临床疗效观察［D］.中国中医科学院，2020.

17.孙佳琳，张声生，朱春洋.张声生教授从"胃以降为顺"论治胃食管反流病的经验［J］.天津中医药，2021，38（1）：29-33.

18.谢璟仪，张丽颖，王凤云，等.唐旭东辨治胃食管反流病临证思路探微［J］.中华中医药杂志，2020，35（9）：4464-4466.

19.汪昂.（增补）本草备要［M］.石印本.上海：同文书局，1912.

20.南京中医学院医经教研组编.黄帝内经素问译释［M］.上海：上海科学技术出版社，1959：615.

21.龚廷贤.寿世保元［M］.天津：天津科学技术出版社，1999.

22.李用粹.证治汇补［M］.太原：山西科学技术出版社，2011.

23.陆为民，徐丹华，周晓波.国医大师徐景藩教授诊治胃食管反流病的经验［J］.中华中医药杂志，2013，28（3）：703-705.

24.单丰.单兆伟教授治疗胃食管反流病临证经验［J］.中国中医急症，2011，20（4）：565，608.

25.罗云坚，黄穗平.消化科专病中医临床诊治［M］.北京：人民卫生出版社，2005：1-25.

26.陈可翼.实用中西医结合内科学［M］.北京：北京医科大学出版社，1998：597-607.

27.李军祥，谢胜，唐旭东等.消化系统常见病胃食管反流病中医诊疗指南（基层医生版）［J］.中华中医药杂志，2020，35（6）：2995-2998.

28.中国中西医结合学会消化系统疾病专业委员会.胃食管反流病中西医结合诊疗共识意见（2010）［J］.中国中西医结合杂志，2011，31（11）：1550-1553.

29.危北海，张万岱，陈治水主编.中西医结合消化病学［M］.北京：人民卫生出版社，2003：501-518.

30.余绍源，罗云坚主编.消化科专病.中医临床诊治［M］.北京：人民卫生出版社，2007：150-155.

31. 唐旭东, 赵迎盼. 胃食管反流病的中医治疗[J]. 现代消化介入诊疗, 2011, 16 (2): 120-123.

32. 李军祥, 陈誩, 李岩. 胃食管反流病中西医结合诊疗共识意见[J]. 中国中西医结合杂志, 2018, 26 (3): 221-226+232.

33. 谭欣圆, 周晓虹. 周晓虹清热和胃法联合脏腑辨证论治胃食管反流病[J]. 中医学报, 2020, 35 (1): 113-116.

34. 袁光辉, 徐艺. 刘沈林从郁论治胃食管反流病之经验[J]. 江苏中医药, 2022, 54 (9): 23-25.

35. 王晓林, 邝宇香, 黄穗平等. 余绍源教授从火热论治胃食管反流病经验[J]. 中医药导报.2018, 24 (3): 50-51, 59.

36. 周滔, 陈瑞琳, 危北海等. 危北海教授从"虚、气、火、瘀"病因辨治胃食管反流病的临床经验[J]. 中国中西医结合消化杂志, 2018, 26 (9): 788-790.

37. 王志坤, 张汍. 刘启泉教授治疗胃食管反流病经验介绍[J]. 新中医, 2009, (5): 12-13.

38. 陈振东, 田旭东. 田旭东从"痰气相关"分期论治胃食管反流病经验[J]. 中医药通报.2019, 18 (4): 21-22, 47.

39. 周强, 陶琳, 张声生. 经方辨治胃食管反流病[J]. 北京中医药, 2018, 37 (5): 421-423.

40. 周强, 逄冰, 彭智平等. 仝小林运用黄芪建中汤验案举隅[J]. 中国中医基础医学杂志, 2013, 19 (3): 337-338, 342.

41. 庞浩龙, 贡联兵. 胃食管反流病中成药的合理应用[J]. 人民军医, 2013, 56 (10): 1222-1223.

42. 朱生梁. 胃食管反流病基础与中西医临床[M]. 上海: 上海科学技术出版社, 2015.7.

43. 王晓鸽, 王凤云, 唐旭东. 胃食管反流病常见症状的审症求因[J]. 中华中医药杂志, 2015, 30 (11): 3840-3843.

44. 宫玮X. 胃食管反流病之反酸的中医古籍文献研究[D]. 北京中医药大学, 2013.

45. 梁邦杰. 胃食管反流病中医诊治规律探讨[D]. 南京中医药大学,

2012.

46. 尚莹莹，黄天生，朱生梁．胃食管反流病之泛酸的中西医学认识和治疗进展［J］．中医研究，2019，32（2）：62-65.

47. 苏坤涵，刘万里．基于络病学说论治难治性胃食管反流病［J］．中医学报，2021，36（11）：2310-2313.

48. 刘镇文．胃食管反流病烧心症状临床调查及针刺督脉背段对其疗效的评价［D］．北京中医药大学，2019.

49. 孔祥晔．胃食管反流病中医证候、证素特点及规律研究［D］．山东中医药大学，2018.

50. 孙永顺，朱生梁．烧心的发病机理与中医辨治规律探讨［J］．江西中医药，2004（4）：15-16.

51. 段欣慧，刘万里．从郁论治胃食管反流病［J］．河南中医，2019，39（1）：18-21.

52. 杨璐，刘万里，苏坤涵．刘万里教授治疗难治性胃食管反流病经验采撷［J］．四川中医，2021，39（6）：4-6.

53. 黄玉珍，刘万里．刘万里运用畅调气机法辨治胃食管反流病中虚气逆证［J］．河南中医，2019，39（9）：1350-1353.

54. 王婷．益气舒膈汤治疗非糜烂性反流病肝郁脾虚证临床疗效观察［D］．中国中医科学院，2012.

55. 章程鹏，孙易娜，戴天木．王旭高噎膈、反胃治法特色及其临床运用浅析［J］．南京中医药大学学报，2015，31（2）：108-109.

56. 娄丽娜．胃食管反流病食管外症状-咽喉炎的临床治疗方法研究［J］．中国现代药物应用，2019，13（18）：43-44.

57. 黄玉珍，刘万里．胃食管反流病的中西医结合诊疗体会［J］．天津中医药，2019，36（09）：898-900.

58. 张喆．肺胃相关性慢性咳嗽的临床特征分析及治疗研究［D］．北京中医药大学，2012.

59. 朱生梁．胃食管反流病基础与中西医临床［M］．上海科学技术出版社，2015.

60. 苏坤涵，刘万里．从脏腑气机升降论治难治性胃食管反流病［J］．

中国中医急症，2020，29（7）：1224-1227.

61. 吴东南.半夏泻心汤加味治疗支气管哮喘合并胃食管反流病疗效观察［D］.湖北中医药大学，2013.

62. 何宇瑛.新加坡胃食管反流病的证候规律和辨证治疗临床研究［D］.南京中医药大学，2017.

63. 潘炜炳，白兴华，周娟等.明清时期典型胃食管反流病症状特点及用药取穴规律分析［J］.辽宁中医药大学学报2022，24（4）：144-150.

64. 王雨玉，张勇.针刺对寒热错杂型胃食管反流病患者临床症状、胃食管动力及生活质量的影响［J］.临床医学研究与实践，2021，06（9）：133-135.

65. 潘诗敏，李金香，李莹，等.针灸治疗胃食管反流病的临床及机制概述［J］.针灸临床杂志，2017，33（1）：79-83.

66. 易越，裴丽霞，陈昊，等.针灸治疗反流性食管炎的选穴规律分析［J］.中国针灸2020，5（40）：557-564.

67. 文娜，郝晋东，晋志高.针刺治疗肝胃郁热型反流性食管炎疗效观察［J］.中国针灸，2010，30（4）：285-288.

68.107 李永红，张万龙，汪芗，等.火针治疗胃食管反流病临床观察［J］.世界中西医结合杂志，2015，10（11）：1600-1602.

69. 王丹清，张素秋.耳穴埋针在失眠中的临床应用进展［J］.北京中医药，2019，38（8）：845-847.

70. 吴冬，彭涛，荣培晶，等.耳甲电针治疗反流性食管炎疗效观察［J］.北京中医药，2021，40（7）：690-694.

71. 朱志强，郑颖颖，李贵，等.针药结合治疗肝胃郁热型反流性食管炎46例临床观察［J］.中医杂志，2017，58（1）：46-49.

72. 刘先勤.半夏泻心汤配合针刺对胃食管反流病患者血胃动素及胃泌素的影响［J］.中国中医急症，2010，19（8）：1300-1355.

73. 徐晓阳，黄小民.乌贝散联合针灸治疗胃食管反流病临床研究［J］.浙江中西医结合杂志，2016，26（12）：1109-1111.

74. 李孟汉，郭义.穴位注射研究进展与展望［J］.针灸临床杂志，2010，26（10）：69-72.

75. 李志峰,程红杰.加味半夏厚朴汤联合穴位注射治疗非糜烂性胃食管反流病临床观察[J].名医,2019,74(7):270.

76. 赵永娇,马红英,蔡德光.穴位埋线及穴位注射的临床和机制研究进展[J].现代中西医结合杂志,2013,22(7):784-787.

77. 黄海舸,梁琼,唐干利,等.中医穴位埋线疗法联合奥美拉唑在反流性食管炎患者中的临床疗效分析[J].名医,2018(6):1-4.

78. 汪红.反流性疾病症治规律探析[J].江苏中医药,2014,46(8):71-72.

79. 覃信.基于"以俞调枢"背俞艾灸疗法治疗胃食管反流病的临床观察[D].广西中医药大学,2017.

80. 李永红.艾灸治疗反流性食管炎的疗效观察[D].安徽中医药大学,2019.

81. 张莘,张选平,贾春生,等.基于数据挖掘的穴位贴敷疗法运用特点研究[J].针刺研究,2012,37(5):416-421.

82. 王超,张静,叶蔚,等.和胃降逆方穴位贴敷联合PPI治疗肝胃不和型胃食管反流病疗效观察[J].浙江中西医结合杂志,2017,27(10):853-855.

83. 李淑红,唐艳萍,刘华一.枳苓化浊解毒汤配合穴位敷贴治疗慢性萎缩性胃炎的疗效及对胃动力的影响[J].世界中西医结合杂志,2018,13(11):1498-1500.

84. 张耀巍,许海霞.腹部推拿法临床应用述评[J].中医外治杂志,2016(2):55-57.

85. 吴齐飞,吴继敏,白兴华,等.胃食管反流病患者在督脉背段的压痛反应规律[J].中国针灸,2014,34(8):775-777.

86. 杨成宁,廖婷,祁树浩,等.胃食管反流病中医外治法研究进展[J].广西中医药大学学报,2014(4):89-92.

87. 李洁,司勤,严光俊,等.药穴指针疗法治疗中虚气逆型胃食管反流病的临床观察[J].中医临床研究,2017(3):83-85.

88. 陈玲.药穴指压疗法对胃食管反流病患者食管动力的影响[J].中国继续医学教育,2019,11(8):154-156.

89. 张东磊.针灸结合整脊治疗非糜烂性反流病的临床研究［D］.南京中医药大学，2017.

90. 田耀洲，张红陶，顾铮.孟河医派四大医家临证胃食管反流病相类病症的证治规律研究［J］.中医杂志，2012，53（1）：55-59.

91. 张冰，孟庆雷，高承奇等.颜正华教授治疗反流性胃炎-食道炎经验介绍［J］.新中医，2004（12）：7-8.

92. 王彩灵，杜斌.单兆伟教授治疗胃食管反流病经验［J］.河北中医，2018，40（1）：11-14.

93. 戎锦锦，叶蔚.《临证指南医案》胃食管反流病相类病症的中医辨治［J］.浙江中西医结合杂志，2015，25（7）：702-703.

94. 卓思源，陶永，王化猛等.徐经世常用药对拾撷［J］.中医文献杂志，2008，26（4）：39-40.

95. 程彬彬，谢晓枫.谢昌仁教授诊治胃食管反流病经验［J］.江苏中医药，2004（11）：10-12.

96. 王宏伟，朱生梁.朱生梁从"六郁"论治反流性食管炎经验［J］.上海中医药杂志，2008（2）：38-40.

97. 刘群.蔡淦治疗胃食管反流性疾病经验［J］.上海中医药杂志，2005（8）：27-28.

98. 林家愉.劳绍贤教授治疗胃食管反流病的经验总结及其脾胃湿热型的临床观察［D］.广州中医药大学，2019.

99. 张志敏.劳绍贤教授岭南脾胃病湿热证学术思想探析［J］.中国中医药现代远程教育，2015，13（2）：20-23.

100. 李昊天，谢晶日，孙志文.谢晶日以开郁通腑法治疗胃食管反流病经验［J］.浙江中医药大学学.

101. 潘玥，陆为民，蔡佳卉.徐景藩运用降、和、消三法治疗反流性食管炎［J］.山东中医药大学学报，2019，43（5）：486-489.

102. 陆为民，徐丹华，周晓波.国医大师徐景藩教授诊治胃食管反流病的经验［J］.中华中医药杂志，2013，28（3）：703-705.

103. 李敬华，胡建华，张丽颖等.唐旭东通降法治疗胃食管反流病经验［J］.中医杂志，2012，53（20）：1779-1780.

104. 聂卢赛娜, 郑亮. 单兆伟治疗反流性食管炎临证经验[J]. 江苏中医药, 2017, 49 (12): 15-17.

105. 王晓林, 邝宇香, 黄穗平等. 余绍源教授从火热论治胃食管反流病经验[J]. 中医药导报, 2018, 24 (3): 50-51, 59.

106. 刘云, 于洪波. 胃食管反流病发病机理及治疗的研究进展[J]. 中国当代医药, 2019, 26 (6): 23-25.

107. 朱宝宇, 宋德锋, 施春雨, 冯野. 胃食管反流病发病机理研究进展[J]. 中国实验诊断学, 2015, 19 (2): 344-346.

108. 刘霞, 王红, 王玲, 等. 胃食管反流病患者食管胃连接处形态及力学研究进展[J]. 山东医药, 2017, 57 (34): 106-109.

109. 孙晓红, 柯美云. 一过性下食管括约肌松弛与胃食管反流[J]. 中国实用内科杂志, 2001, 21 (10): 579-580.

110. 段欣慧. 通降合剂治疗肝胃郁热型反流性食管炎的疗效评价及基于"脑-肠"轴作用机制探讨[D]. 南京中医药大学, 2019.

111. 罗璇. 胃食管反流病发病机理研究进展[J]. 微量元素与健康研究, 2015, 32 (4): 60-61.

112. 易智慧, 冯丽, 文茂瑶, 等. 不同类型胃食管反流病患者的食管动力、酸反流情况的差异[J]. 四川大学学报(医学版), 2014, 45 (3): 480-483.

113. 葛均波, 徐永健主编. 内科学[M]. 北京: 人民卫生出版社, 2013.348.

114. 谢勇, 周小江, 吕农华, 等. 内源性一氧化氮在反流性食管炎黏膜炎症损伤中的作用[J]. 世界华人消化杂志, 2001 (10): 1213-1214.

115. 仇明, 张伟. 胃排空障碍与胃食管反流病[J]. 中华胃食管反流病电子杂志, 2015, 2 (1): 1-3.

116. 王树美, 骆真, 褚传莲, 等. 非糜烂性反流病发病机理及诊疗进展[J]. 中华全科医师杂志, 2014, 13 (03): 199-201.

117. 田德安. 消化疾病诊疗指南[M]. 第3版. 北京: 科学出版社, 2013年: 32-33.

118. 汪忠镐, 吴继敏, 胡志伟, 等. 中国胃食管反流病多学科诊疗共识[J].中华胃食管反流病电子杂志,2020,7(1):1-28.

119.中国医师协会消化医师分会胃食管反流病专业委员会,中华医学会消化内镜学分会食管疾病协作组.2020年中国胃食管反流病内镜治疗专家共识[J].中华消化内镜杂志2021,38(1):1-12.

120.方京龙.X线钡餐造影对胃食管反流病的诊断价值[J].中国医药科学,2014,4(13):112-114.

121.188中华医学会病理学分会消化疾病学组筹备组.胃食管反流病、Barrett食管和食管胃交界腺癌病理诊断共识[J].中华病理学杂志,2017,46(2):79-83.

122.许乐.胃食管反流病的诊断和鉴别诊断[J].北京中医药,2008(3):166-169.

123.刘倩,刘红.胃食管反流病的鉴别诊断[J].山东医药,2002(13):54-55.

124.郑晓敏,李敏.非糜烂性反流病与功能性烧心[J].胃肠病学和肝病学杂志,2012,21(9):873-875.

125.张阿静,姚文柱,狄佳,等.非糜烂性反流病、反流高敏感和功能性烧心患者食管pH-阻抗反流模式比较[J].南方医科大学学报,2020,40(10):1507-1512.

126.冯红.胃食管反流病103例临床分析[J].河北医药,2002,24(12):940.

127.刘坤申,刘刚.消化系统疾病的心血管系统表现[J].中国实用内科杂志,2003,23(11):643-644.

128.洪森,陈崧,郑春英.以胸痛为主要症状的老年胃食管反流病误诊分析[J].福建医药杂志,2014,36(3):47-48.

129.何文秀.以胸痛为首发症状的胃食管反流病36例误诊讨论[J].临床误诊误治,2014,27(2):24-25.

130.郭文娟,张艳丽.胃食管反流病的诊治[J].中国临床医生,2011,39(3):23-26.

131.陈灏珠.实用内科学[M].北京:人民卫生出版社,1997:1239.

132.主动脉夹层诊断与治疗规范中国专家共识[J].中华胸心血管外

科杂志，2017，33（11）：641-654.

133. 中华医学会. 胸痛基层诊疗指南（2019年）[J]. 中华全科医师杂志，2019（10）：913-919.

134. 中国医师协会心血管外科分会大血管外科专业委员会. 主动脉夹层诊断与治疗规范中国专家共识[J]. 中华胸心血管外科杂志，2017，33（11）：641-654.

135. 迟磊，黄燕. 儿童慢性咳嗽的病因与特点[J]. 医学综述，2009，15（18）：2793-2796.

136. 袁耀宗，邹多武，汤玉茗，等. 胃食管反流病的蒙特利尔（Montreal）定义和分类—基于循证医学的全球共识[J]. 中华消化杂志，2006（10）：686-689.

137. 中华医学会. 2020年中国胃食管反流病专家共识[J]. 中华消化杂志，2020，40（10）：649-663.

138. 李进让，肖水芳，闫燕等. 咽喉反流性疾病诊断与治疗专家共识（2015年）[J]. 中华耳鼻咽喉头颈外科杂志，2016，51（5）：324-326.

139. 屈坤鹏，成晓舟. 我国部分地区胃食管反流病患病率的Meta分析[J]. 中华胃食管反流病电子杂志，2015，2（1）：34-44.

140. 徐文红，林征，林琳，等. 胃食管反流病患者自我管理行为及其影响因素调查[J]. 中华护理杂志，2012，47（5）：407-410.

141. 汪忠镐，吴继敏，胡志伟，等. 中国胃食管反流病多学科诊疗共识[J]. 中国医学前沿杂志（电子版），2019，11（9）：30-56.

142. 胃食管反流病基层诊疗指南（2019年）[J]. 中华全科医师杂志，2019（7）：635-641.

143. 俞亚转，孙晓宁. 胃食管反流病患病影响因素的研究[J]. 胃肠病学和肝病学杂志，2019，28（10）：1174-1178.

144. 涂蕾，侯晓华. 胃食管反流病的病因和发病机理[J]. 现代消化及介入诊疗，2011，16（1）：37-41.

145. 李紫梦，康艳楠，罗如珍，张春梅，靳英辉，刘彦慧. 胃食管反流病症状管理指南/共识的质量评价[J]. 中国全科医学，2020，23（33）：4151-4159.

146. 陈旻湖.2020年中国胃食管反流病专家共识[J].中华消化杂志，2020，40（10）：649-663.

147. 陈旻湖.胃食管反流病基层诊疗指南[J].中华全科医师杂志，2019，18（7）：642-646.

148. 杨宝峰，陈建国，臧伟进等.药理学[M].第九版.北京：人民卫生出版社，2018：300-306.

149. 国家卫生健康委合理用药专家委员会.质子泵抑制剂临床应用指导原则（2020版）[R].北京：国家卫生健康委合理用药专家委员会，2020.

150. 中国医师协会消化医师分会胃食管反流病专业委员会，中华医学会消化内镜学分会食管疾病协作组.2020年中国胃食管反流病内镜治疗专家共识[J].中华消化内镜杂志，2021，38（1）：11-12.

151. 杨云生，令狐恩强，孙刚，等.胃镜下腔内折叠术治疗胃食管反流病[J].中华消化内镜杂志，2002，19（005）：265-267.

152. 中国医师协会外科医师分会胃食管反流病专业委员会.胃食管反流病外科诊疗共识（2019版）[J].中华胃食管反流病电子杂志，2019，6（1）：3-9.

153. 田永衍，秦倩，徐勤磊，等.仲景病症、方证、药证三位一体的辨证体系构建[J].上海中医药杂志，2011，45（5）：10-12.

154. 赵国平.试论病症、方证和药证[J].中医杂志，2006（7）：544-545.

155. 苏坤涵，刘万里，杨璐，等.基于"治未病"思想构建胃食管反流病健康大数据管理平台[J].世界科学技术–中医药现代化，2020，22（4）：1068-1074.

156. 王一霖.应用小柴胡汤加减方治疗胃食管反流病的临床研究[J].中国现代药物应用，2019，13（22）：214-215.

157. 王凯.加味小柴胡汤治疗肝胃不和型胃食管反流病的临床观察[D].广西中医药大学，2021.

158. 王同单，赵文，郭师.柴胡疏肝散加减联合铝碳酸镁咀嚼片治疗胃食管反流病临床研究[J].新中医，2021，53（16）：28-30.

159. 赵美霞, 李冬霞, 王健. 加味四逆散治疗非糜烂性胃食管反流病肝胃不和证的临床疗效观察 [J]. 山西中医学院学报, 2017, 18 (2): 36-38.

160. 李智鹏, 张盈, 陈慧敏等. 基于网络药理学探讨左金丸治疗胃食管反流病的分子机制 [J]. 北京中医药, 2021, 40 (9): 1041-1048.

161. 胡伟飚, 肖群益. 旋覆代赭汤加味联合奥美拉唑治疗胃食管反流病的临床观察 [J]. 中国中医药现代远程教育, 2021, 19 (22): 150-152.

162. 王艳红. 黄连温胆汤联合奥美拉唑治疗胃食管反流病临床观察 [J]. 中西医结合研究, 2015, 7 (2): 87-88.

163. 梁国强. 半夏厚朴汤辅助治疗气郁痰阻型胃食管反流病患者的效果 [J]. 中国民康医学, 2021, 33 (23): 107-109.

164. 张辉凯, 罗宏伟, 张亚静. 半夏厚朴汤加减联合奥美拉唑对痰气郁结型胃食管反流患者的临床疗效 [J]. 中成药, 2021, 43 (11): 3019-3023.

165. 姚桂芳. 启膈散辨证加减治疗60例胃食管反流病患者的临床效果观察 [J]. 中国医药指南, 2015, 13 (18): 194-195.

166. 李丽, 杨元素. 黄芪建中汤联合奥美拉唑治疗胃食管反流病的临床观察 [J]. 实用医院临床杂志, 2018, 15 (03): 61-64.

167. 王永刚. 奥美拉唑联合柴胡桂枝干姜汤加减治疗胆热脾寒型胃食管反流病的效果 [J]. 河南医学研究, 2021, 30 (7): 1302-1304.

168. 田明, 孙清露. 血府逐瘀汤联合艾司奥美拉唑镁肠溶片对胃食管反流病气滞血瘀证的疗效观察 [J]. 中华胃食管反流病电子杂志, 2020, 7 (3): 139-143.

169. 李林东. 化肝煎加味联合奥美拉唑治疗肝胃郁热型胃食管反流病的疗效 [J]. 湖北民族大学学报 (医学版), 2021, 38 (4): 41-44.

170. 刘繁荣, 张友杰, 兰亚. 化肝煎加味方治疗胃食管反流病的临床疗效及对临床症状、生活质量及睡眠质量的影响 [J]. 现代中西医结合杂志, 2020, 29 (14): 1550-1553.